# DOCUMENTS

POUR SERVIR A

# L'HISTOIRE DE LA RAGE

36771 Paris. — Typographie de Ves RENOU, MAULDE, et COCK, rue de Rivoli, n° 144.

# DOCUMENTS

POUR SERVIR A

# L'HISTOIRE DE LA RAGE

LECTURE FAITE A L'ACADÉMIE DE MÉDECINE

DANS SA SÉANCE DU 13 JUIN 1873



PAR

M. C. LEBLANC

VÉTÉRINAIRE A PARIS

SECRÉTAIRE ANNUEL DE LA SOCIÉTÉ CENTRALE DE MÉDECINE VÉTÉRINAIRE



PARIS

TYPOGRAPHIE DE V$^{es}$ RENOU, MAULDE, ET COCK

144, RUE DE RIVOLI, 144

1873

# DOCUMENTS

POUR SERVIR A

# L'HISTOIRE DE LA RAGE

Messieurs,

Depuis vingt-quatre ans que je pratique, à Paris, la médecine vétérinaire, j'ai étudié, tant dans la clientèle qu'à mon hôpital, la rage sur le chien, et, sans prétendre avoir fait aucune découverte, je crois pouvoir apporter mon contingent d'observations et aider à l'éclaircissement de certains points encore obscurs. Lors de la discussion soulevée en cette enceinte dans le courant de 1863 par le rapport de M. Bouley, M. Leblanc père a donné connaissance à l'Académie d'une statistique que j'avais faite, statistique comprenant les divers cas de rage observés à notre hôpital depuis 1833 jusqu'en 1863. Malheureusement, les observations n'avaient pu être toutes faites par l'un de nous, et cette statistique était défectueuse sous bien des rapports, en raison du manque de renseignements et du long espace écoulé depuis l'époque ou elle remontait.

Depuis 1864, j'ai continué à recueillir toutes les observations concernant les animaux de l'espèce canine atteints de rage, qui sont entrés et morts à mon hôpital. Voici les résultats généraux que j'ai obtenus.

Dans la période écoulée du 1er janvier 1864 au 1er janvier 1872, sur 4,131 chiens entrés à l'infirmerie, j'ai constaté 188 cas de rage, dont 149 sur des mâles et 39 sur des femelles ; sur les 4,131 animaux de l'espèce canine, il y avait 2,856 chiens contre 1,275 chiennes. (Voir tableau p. 8.) Si on établit une moyenne, on verra qu'il existe un cas de rage pour 19 malades mâles et 1 cas de rage pour 32 femelles, je néglige les fractions, soit près de la moitié en faveur des chiennes, toutes proportions gardées. Le nombre des femelles entrées est, comparativement à celui des mâles, de 1 contre 2 et 1/3 ; le nombre des cas

**Statistique des chiens et chiennes atteints de rage, de 1864 à 1872.**

| ANNÉES. | 1864 | | 1865 | | 1866 | | 1867 | | 1868 | | 1869 | | 1870 | | 1871 | |
|---|---|---|---|---|---|---|---|---|---|---|---|---|---|---|---|---|
| MOIS. | CHIENS. | CHIENNES | CHIENS. | CHIENNES. | CHIENS. | CHIENNES. | CHIENS. | CHIENNES. | CHIENS. | CHIENNES. | CHIENS. | CHIENNES. | CHIENS. | CHIENNES. | CHIENS. | CHIENNES. |
| Janvier......... | » | » | 1 | » | 3 | » | 1 | » | » | » | 2 | » | 1 | 1 | 8 | 2 |
| Février......... | 1 | » | » | » | 1 | 1 | 1 | » | 1 | » | 3 | » | 4 | » | » | 1 |
| Mars......... | 3 | » | 2 | » | 1 | » | 1 | » | 3 | » | 3 | » | 1 | 1 | 3 | » |
| Avril......... | » | 1 | 1 | » | » | 1 | 1 | » | 1 | » | 2 | » | 1 | 2 | 3 | » |
| Mai......... | 3 | 1 | » | » | » | » | » | » | 2 | 1 | » | » | 1 | 1 | 2 | » |
| Juin......... | » | » | » | » | » | » | 1 | 1 | 3 | » | 2 | » | » | 3 | 4 | 1 |
| Juillet......... | » | » | 1 | » | » | » | » | » | 2 | » | » | 1 | 3 | » | 4 | » |
| Août......... | » | 1 | 3 | 1 | » | » | 2 | 1 | 2 | » | » | 1 | 1 | 2 | 8 | 1 |
| Septembre......... | » | » | 1 | » | » | » | 5 | » | 2 | » | 4 | 1 | 3 | 1 | 7 | 1 |
| Octobre......... | 1 | » | 2 | » | » | » | » | » | » | 1 | 3 | » | 2 | » | 4 | 1 |
| Novembre......... | » | » | » | » | » | » | 1 | » | » | » | » | » | 2 | » | 2 | 2 |
| Décembre......... | » | » | 1 | » | 1 | 1 | 1 | » | 1 | 1 | 1 | 1 | 4 | 2 | 4 | 1 |
| TOTAUX... | 8 | 3 | 12 | 1 | 6 | 3 | 14 | 2 | 17 | 3 | 20 | 4 | 23 | 13 | 49 | 10 |

**Statistique des chiens et chiennes entrés à l'hôpital, de 1864 à 1872.**

| ANNÉES. | 1864 | | 1865 | | 1866 | | 1867 | | 1868 | | 1869 | | 1870 | | 1871 | |
|---|---|---|---|---|---|---|---|---|---|---|---|---|---|---|---|---|
| MOIS. | CHIENS. | CHIENNES. | CHIENS. | CHIENNES. | CHIENS. | CHIENNES. | CHIENS. | CHIENNES. | CHIENS. | CHIENNES. | CHIENS. | CHIENNES. | CHIENS. | CHIENNES. | CHIENS. | CHIENNES. |
| Janvier......... | 18 | 9 | 18 | 10 | 19 | 9 | 28 | 9 | 28 | 8 | 27 | 11 | 28 | 10 | 21 | 7 |
| Février.......... | 23 | 5 | 13 | 5 | 18 | 10 | 31 | 15 | 18 | 11 | 25 | 21 | 17 | 12 | 12 | 10 |
| Mars............ | 29 | 8 | 19 | 5 | 22 | 13 | 31 | 8 | 28 | 12 | 20 | 13 | 37 | 17 | 18 | 10 |
| Avril............ | 38 | 14 | 26 | 9 | 32 | 17 | 38 | 13 | 46 | 26 | 25 | 24 | 36 | 20 | 12 | 2 |
| Mai............. | 25 | 15 | 25 | 13 | 33 | 11 | 26 | 14 | 51 | 16 | 56 | 26 | 41 | 19 | 8 | 1 |
| Juin ............ | 25 | 10 | 21 | 15 | 52 | 21 | 29 | 11 | 42 | 24 | 34 | 22 | 31 | 23 | 24 | 14 |
| Juillet.......... | 29 | 16 | 27 | 11 | 36 | 17 | 30 | 19 | 52 | 23 | 43 | 32 | 31 | 20 | 36 | 10 |
| Août............ | 24 | 9 | 27 | 13 | 30 | 16 | 39 | 14 | 38 | 4 | 35 | 17 | 41 | 21 | 39 | 18 |
| Septembre....... | 22 | 15 | 33 | 17 | 26 | 8 | 31 | 16 | 47 | 15 | 37 | 22 | 40 | 16 | 42 | 16 |
| Octobre......... | 26 | 6 | 19 | 12 | 31 | 12 | 45 | 14 | 46 | 9 | 43 | 13 | 32 | 14 | 37 | 11 |
| Novembre....... | 24 | 3 | 20 | 11 | 31 | 14 | 29 | 13 | 33 | 12 | 26 | 15 | 23 | 7 | 30 | 12 |
| Décembre....... | 24 | 7 | 25 | 12 | 24 | 14 | 30 | 8 | 30 | 15 | 28 | 12 | 18 | 4 | 23 | 12 |
| TOTAUX... | 307 | 117 | 273 | 133 | 354 | 162 | 387 | 154 | 459 | 175 | 399 | 228 | 375 | 183 | 302 | 123 |

**RÉCAPITULATION**

| ANNÉES | CHIENS | | CHIENNES | |
|---|---|---|---|---|
| DE 1864 A 1872. | ENTRÉS. | ENRAGÉS. | ENTRÉES. | ENRAGÉES. |
| 1864 | 307 | 8 | 117 | 3 |
| 1865 | 273 | 12 | 133 | 1 |
| 1866 | 354 | 6 | 162 | 3 |
| 1867 | 387 | 14 | 154 | 2 |
| 1868 | 459 | 17 | 175 | 3 |
| 1869 | 399 | 20 | 228 | 4 |
| 1870 | 375 | 23 | 183 | 13 |
| 1871 | 302 | 49 | 123 | 10 |
| TOTAUX | 2856 | 149 | 1275 | 39 |

| TABLEAU par mois. | |
|---|---|
| Septembre | 25 |
| Août | 23 |
| Janvier | 19 |
| Mars | 18 |
| Décembre | 18 |
| Juin | 15 |
| Octobre | 14 |
| Février | 13 |
| Avril | 13 |
| Mai | 11 |
| Juillet | 11 |
| Novembre | 8 |
| TOTAL | 188 |

| TABLEAU d'après la race. | |
|---|---|
| Terrier | 65 |
| Loulou | 31 |
| Braque | 22 |
| Épagneul | 18 |
| Griffon | 13 |
| Mâtinés | 8 |
| Terre-Neuve | 7 |
| Lévrier | 6 |
| Caniche | 5 |
| Bull-Terrier | 5 |
| Mâtins | 2 |
| Pyrénées | 2 |
| Bull-dog | 1 |
| Danois | 1 |
| Bichon | 1 |
| TOTAL | 188 |

est dans la proportion de 1 contre 4 à une fraction près. Dans la statistique, qui comprenait trente années, de 1833 à 1864, sur 10,710 entrées, on comptait 7,502 mâles et 3,198 femelles. Le nombre des cas de rage était seulement de 159, dont 25 sur des chiennes, tandis que dans une période de huit années, j'ai observé sur 4,131 malades 188 cas de cette horrible maladie, proportion énormément croissante et qui vous frappera plus lorsque je vous aurai donné les chiffres année par année et que vous aurez vu que l'augmentation est constante.

On n'a jamais nié que la rage ne fût observée plus fréquemment chez le chien que chez sa femelle, mais on a soutenu qu'il était impossible d'établir la proportion des deux sexes et que le nombre des mâles dépassait de beaucoup celui des chiennes. Cette assertion est vraie, mais il est non moins certain que les cas de rage, toutes proportions gardées et admises, sont toujours plus fréquents chez le chien. On voit par cette statisque faite du 1er janvier 1833 au 1er janvier 1872, que l'on doit compter une femelle par deux mâles et un tiers au plus, et que la rage est chez le chien quatre fois et demi plus fréquente. Les résultats ont pu varier d'année en année, mais en prenant une période de dix ans, ils se sont parfaitement accordés aussi bien sur la proportion des sexes vis-à-vis l'un de l'autre, que sur la proportion des cas de rage observés sur chacun d'eux.

En Allemagne, on a publié une statistique qui donne encore une plus grande inégalité en faveur de la femelle ; dans les hôpitaux d'Alfort et de Paris, on a obtenu des résultats semblables à ceux que je vous ai apportés. La statistique publiée pendant quelques années à l'école de Lyon est seule en désaccord avec toutes les autres ; elle ne porte que sur une période de 1865 à 1867 ; d'après les auteurs de cette statistique, les nombres exprimant le rapport des chiennes enragées au nombre total des cas de rage, seraient presque doubles de ceux exprimant le rapport des chiennes entrées aux hôpitaux au total des animaux de l'espèce canine. La conclusion devrait être que les chiennes sont deux fois plus sujettes à la rage que les chiens ; ce qui n'est pas admissible et n'a pas, du reste, été admis par les auteurs. Je crois être dans le vrai et, sûr des chiffres que j'ai donnés, je *dis que le chien contracte plus fréquemment la rage que la chienne.*

Une fois ce fait établi, à quelles causes doit-on ou peut-on attribuer cette fréquence? A mon avis, il y a deux espèces de causes : La première, qui n'est pas admise par tous les observateurs et que je crois incontestable, c'est la spontanéité chez le mâle et la non spontanéité chez la femelle. Je reviendrai sur ce point, et je donnerai de nouvelles preuves à l'appui de mon opinion ; pour le moment, j'en fais une simple mention.

L'autre cause qui, nécessairement, est la contagion, agit plus spécialement chez le mâle en raison des habitudes, qu'on observe chez les animaux de l'espèce canine réduits à l'état domestique. La chienne, plus sédentaire que le chien, plus attachée à la maison, n'est pas comme lui constamment portée à s'échapper pour satisfaire les désirs vénériens si développés dans cette espèce et surtout chez certains individus; à deux époques de l'année, au moment de la chaleur, elle recherche le mâle ; mais son maître prévenu par des signes non équivoques, la séquestre impitoyablement, à moins qu'il ne désire avoir de la race, et alors il la fait couvrir par un mâle choisi : il n'y a donc qu'un petit nombre de femelles errantes, qui sont pendant cette époque de la chaleur abandonnées sur la voie publique et assujetties aux mêmes causes de contagion que les mâles. Le chien, toujours disposé à courir, ne peut être l'objet d'une surveillance constante ; chez le plus grand nombre, les désirs vénériens sont permanents, et chacun a pu se convaincre, *de visu,* de leur persistance à suivre une femelle en chaleur en rencontrant dans les rues ces groupes de chiens se livrant des combats autour d'une femelle. Ils errent des journées entières sans penser à se nourrir, ou se tiennent aux portes des maisons qui renferment l'objet de leurs désirs. On a beau les chasser, ils reviennent pendant plusieurs journées, c'est dans ces moments qu'ils contractent les uns, le principe de la rage par l'effet de désirs non satisfaits, de fatigues excessives et de privations de toute nature, les autres, par les morsures des animaux enragés errants par les chemins.

Combien de fois ai-je vu la rage se déclarer chez des chiens qui, trois ou quatre semaines auparavant, avaient disparu de chez leur maître pendant un ou deux jours et étaient rentrés exténués et amaigris. Ces habitudes vagabondes sont fréquentes chez beaucoup de chiens habitant les villes et appartenant à des boutiquiers ou à des commerçants habitant les rez-de-chaussée ; elles les exposent beaucoup plus que les femelles à contracter la rage par suite de morsures. M. Bouley avait déjà fait cette observation, et une pratique journalière l'a confirmée dans des cas très-nombreux. On doit donc, en laissant de côté la spontanéité, faire une large part à la contagion en raison des habitudes différentes suivant le sexe, et reconnaître que, si le nombre des chiens atteints de la rage est de beaucoup supérieur à celui des chiennes enragées, ce fait est dû à deux causes : 1° La spontanéité ; 2° l'état de vagabondage des chiens et leur humeur batailleuse que développe la permanence des désirs vénériens.

La spontanéité de la rage s'observe presque uniquement chez les chiens tenus en charte privée et qui ont un tempérament ardent. La race n'a guère d'influence, et si elle a été plus spécialement constatée chez les petits chiens d'appartement, cela tient à la séquestration de ces animaux qui ne sortent qu'en laisse et qu'on prive du coït, certains d'entre eux sont soumis à des excitations peu admissibles, et le sujet est trop brûlant pour que j'insiste. On peut dire que ces petits animaux sont presque toujours en érection et se grattent, soit contre les meubles, soit contre les jambes en exécutant des mouvements, preuve non douteuse de leurs désirs; s'ils rencontrent un animal de leur espèce, le sexe leur importe peu, et on les voit en proie à un véritable satyriasis qui finit par l'apparition de la rage. Les autres races de chien, telles que le chien de chasse, constamment surveillé par son maître, ou le chien de garde maintenu nuit et jour à l'attache, ne sont pas moins aptes à contracter la rage spontanée.

Le problème le plus difficile à résoudre, c'est de convaincre les savants, qui nient la spontanéité de cette affection et n'admettent d'autre cause que la contagion : on peut leur demander s'ils ne croient pas que le premier chien qui, atteint de la rage, l'a communiquée à un autre, n'avait pas la rage spontanée; cet argument n'a jamais pu être réfuté, et il est difficile de résister au désir de l'employer lorsqu'on voit la difficulté de les convaincre : pour les satisfaire, il faudrait que le chien, sujet de l'observation, fut dès son enfance soustrait à tout contact avec un animal de l'espèce canine et mis en niche cellullaire. Dès que le malade a pu sortir et par suite rencontrer un chien, fut-il le plus sain du monde, la preuve n'est pas faite et la spontanéité, à leur avis, ne peut être scientifiquement démontrée. De telles exigences sont impossibles à satisfaire et, si j'admets comme acquises à la contagion toutes les observations douteuses, si je regarde comme ne pouvant être considérés comme atteints de rage spontanée tous chiens ou chiennes ayant des habitudes errantes, il est certaines garanties qui me semblent suffisantes pour considérer la spontanéité comme prouvée. Aussi, dans ma statistique, ai-je classé comme douteux tous les cas où un chien pouvait avoir eu un contact suspect : en revanche, lorsque les renseignements pris par moi-même m'ont permis d'établir que le chien n'avait été depuis un an ni mordu, ni roulé par un animal de son espèce, qu'il ne sortait qu'avec son maître ou restait renfermé, j'ai cru à la spontanéité.

J'ai remarqué, dans ce cas, que le propriétaire dénonçait chez son chien l'excitation des désirs vénériens, et que cette exacerbation précédait d'une ou deux semaines l'apparition des premiers symptômes de la névrose ; j'insiste encore sur les conditions spéciales où l'animal doit se trouver; d'abord, un tempérament irritable et lascif ; la connaissance d'une chienne en chaleur placée dans le voisinage, ou le fait d'avoir vu une femelle le repousser pour accepter d'autres mâles. Chez le chien, on peut multiplier les observations, mais je n'ai jamais pu voir un cas de rage spontanée chez la chienne ; toutes les fois qu'on m'a présenté des femelles atteintes de rage, ou la contagion était patente, ou il y avait doute sur l'origine de la maladie.

Je ne citerai que pour mémoire les partisans de la spontanéité. Toffoli, l'un des premiers (1) a soutenu cette doctrine, et lorsqu'on lit ses observations dignes d'un savant et d'un praticien, on doit être convaincu. Il a produit la rage en excitant, sans les satisfaire, les désirs vénériens des chiens ; ce fait, que la pratique renouvelle parfois, a toujours été demandé par les adversaires de la spontanéité comme preuve ; et cette preuve est faite. Toffoli a établi les conditions spéciales où il faut placer l'animal et signalé celles où naturellement la sponta-

(1) *Bulletin de l'Académie de médecine,* t. VII, p. 126.

néité se produit; ainsi, des chiens, poursuivant une chienne connue d'eux sans pouvoir la couvrir, ou voyant d'autres mâles arriver au but qu'ils ne peuvent atteindre, irrités, excités et se battant dans un paroxysme de colère, sont placés dans les conditions voulues pour que la rage se développe au bout de quelques jours d'incubation. Après cet auteur, Grève a produit la rage en plaçant un chien dans des conditions identiques; Hertwig partage les mêmes idées, et croit même à la spontanéité chez la chienne. M. Bouley vous a cité des faits et apporté sa conviction qui a une si grande valeur, et MM. Vernois, Tardieu, Leblanc père, Lafosse, partagent cette opinion, et les deux derniers ont pu voir par eux-mêmes la rage se développer spontanément.

Je place ici les observations prises par moi, de 1864 à 1872, qui m'ont paru prouver la spontanéité de la rage. Chaque chien enragé a été l'objet d'une enquête plus ou moins probante, suivant l'intelligence ou la bonne volonté de la personne qui le présentait.

Jusqu'à ce jour, la vulgarisation des connaissances tentée par les savants n'a pas donné, au point de vue de la rage, des résultats bien satisfaisants. Journellement on nous présente des animaux malades depuis un ou deux jours; du moment où leur aspect n'est pas effrayant, s'ils ne se jettent pas sur tout ce qui vit, s'ils boivent encore, s'ils sont dociles, parfois même affectueux, leur maître ne croit pas à la rage, et la mort de l'animal ne le détrompe pas, dans certains cas où la rage est presque calme. On peut alors obtenir avec peine des renseignements d'un individu prévenu et qui croit à une conspiration contre la vie de son animal. D'autres fois les gens sont complétement inintelligents ou craignent de se compromettre en avouant que le chien a été mordu par un animal suspect, fait qu'ils ont célé sur le moment. Il faut faire des questions multiples pour obtenir la vérité ou un renseignement vague, tel que celui d'un coup de dent donné par un chien errant ou d'une bataille livrée trois semaines ou un mois avant; parfois on finit par avouer que le chien a disparu quelques heures ou quelques jours, et qu'il est rentré exténué et blessé.

Dès qu'il y a doute, la contagion doit être regardée comme la cause, et c'est la règle.

La spontanéité n'est que l'exception, et tous les cas de rage spontanée que je cite ont été pris dans des conditions telles que, pour moi, il n'y a pas doute sur l'origine de la maladie.

Les voici :

## RAGE SPONTANÉE.

Obs. Ire (*février 1864*). — Le 19 février 1864, M. X., demeurant 52, chaussée Clignancourt, me présente un chien de Poméranie, *vulgo* loulou, âgé de huit ans, sous poil noir et blanc, qui est atteint de la rage furieuse. Cet animal n'a jamais couvert de chienne et ne sortait jamais qu'accompagné de son maître ou du fils de celui-ci; il n'a pas été mordu ni renversé par aucun chien. La personne qui faisait le ménage de M. X. avait une chienne en chaleur vers la fin de décembre 1863, et ses vêtements étaient imprégnés de l'odeur de cette bête, aussi le chien était-il continuellement après cette femme, la suivant et se frottant après elle. Pour se débarrasser de cette poursuite, elle amena sa chienne, et voulut la faire couvrir par le mâle; il ne put, en raison de sa petite taille, y parvenir, et s'échauffa inutilement. Deux mois après, la rage furieuse se manifeste, et la mort eut lieu le 21 février.

Obs. II (*mars 1864*). — Le 1er mars, un chien appartenant à M. G., demeurant 13 rue Saint-André, chien boule-dogue blanc taché de gris aux oreilles, fut conduit à l'hôpital présentant tous les symptômes de la rage-mue; il y mourut le 3 mars, après avoir été paralysé.

Diverses particularités ont été notées; cet animal n'avait qu'un testicule, et sa verge ne pouvait sortir du fourreau; on avait plusieurs fois essayé de lui faire couvrir des chiennes, mais jamais il n'avait pu y arriver. Comme les monorchides, il était très-porté aux désirs vénériens, et il supportait mal la privation du coït.

Ce chien, très-sédentaire, était l'objet d'une surveillance sérieuse et ne sortait que rarement, toujours avec son maître. Jamais il n'avait été mordu ni roulé par d'autres chiens.

Obs. III (*janvier 1865*). — Le 24 janvier 1865, je fus appelé avenue Malakoff, no 20, pour voir un chien loulou noir et blanc, âgé de cinq ans, qu'on croyait atteint de rage ; il était enfermé dans une pièce ; dès qu'on ouvrit la porte, il s'enfuit et ne fut repris qu'avec peine. Ce chien avait la rage furieuse et avait mordu un maréchal demeurant dans la maison, lequel voulait lui faire prendre un remède plus ou moins mauvais. Ce chien, enfermé dans une boîte, fut conduit de suite à l'hôpital, et y mourut dans la nuit du 24 au 25. Depuis cinq jours, il était en proie à des désirs excités par une chienne en folie habitant la maison ; on ne pouvait l'arracher de la porte de la chambre qui la renfermait, il refusait toute nourriture, et, depuis le 23, il était devenu furieux, se jetant sur les chiens et sur les personnes qui voulaient le saisir, son maître excepté. La personne mordue n'a pas contracté la rage. J'ignore si elle s'est cautérisée de suite, mais je le pense, vu la facilité que son état lui donnait.

Obs. IV (*avril 1865*). — L'objet de cette observation, atteint de rage furieuse, était un terre-neuve noir âgé de huit ans, appartenant à M. L., demeurant rue de Longchamp, 18, à Passy. Cet animal, sédentaire, n'a jamais, au dire de son maître, été mordu ; depuis deux ans, il était privé de femelle, et paraissait, depuis plusieurs jours, atteint de désirs non équivoques, cherchait à se rapprocher des animaux de son espèce et à fuir la maison.

De plus, il était jaloux d'un enfant nouvellement venu ; il boudait ses maîtres qui oubliaient de le caresser et paraissait triste.

Entré le 21 avril à l'infirmerie avec tous les symptômes de la rage furieuse, il y mourut le 23 à dix heures du matin.

Obs. V (*janvier 1866*). — Le 1er janvier 1866, M. C... conduit à l'hôpital un fort chien braque puce et blanc atteint de rage furieuse. Cet animal, né à la campagne et y jouissant d'une grande liberté, avait été, depuis deux ans, conduit à Paris où il restait à l'attache. Son maître l'avait élevé et certifie que jamais son chien n'a été mordu. Depuis son arrivée à Paris, il ne l'a pas perdu de vue quand il le sortait, et le doute ne paraît guère possible. Ce chien était très-vigoureux, n'avait pas couvert de chiennes depuis longtemps, et avait subi un changement d'habitudes qui lui était pénible.

Il vécut deux jours.

Obs. VI (*mars 1869*). — M. de W..., n° 84, rue Oberkampf, présente, le 3 mars, un chien épagneul noir âgé de sept ans atteint de la rage-mue. Ce chien, qui vivait avec son maître et ne sortait qu'avec lui, n'a pas été mordu, le propriétaire l'affirme ; il a, quelques jours avant, été tenté de suivre une chienne en folie, mais, depuis longtemps, il était privé du coït. Ce chien est mort le 5 mars dans la nuit, sans présenter de symptômes de fureur.

Obs. VII (*février 1870*). — Un client bien connu, M. L..., demeurant faubourg Montmartre, et qui a constamment des chiens de chasse bien surveillés par lui-même, me présenta le 7 février un chien épagneul blanc et feu atteint de la rage-mue. Ce chien ne sort qu'avec lui et n'a pas été mordu, il le certifie ; huit jours avant il a couvert une chienne appartenant au même propriétaire. Deux mois et demi après, la chienne est atteinte de la rage et meurt. Le chien a vécu trois jours.

Obs. VIII (*avril 1871*). — Cette observation vient à l'appui de l'opinion de Toffoli, et prouve qu'un chien placé près d'une chienne en chaleur sans pouvoir la couvrir peut contracter la rage. Le sujet est un chien de montagne gris, âgé de trois ans, appartenant à M. B..., demeurant boulevard Rochechouart ; cet animal, qui était toujours à l'attache, est resté plusieurs jours près d'une chienne en chaleur sans pouvoir la couvrir ; les premiers symptômes de la rage ont apparu le 15 avril, et l'animal est mort le 19 sans être furieux et sans avoir une paralysie des mâchoires.

Obs. IX (*août 1871*). — Le 1er août, M. H..., demeurant rue du Caire n° 39, conduit à l'hôpital un chien braque marron, âgé de onze mois, présentant les symptômes de la rage furieuse.

Cet animal a les habitudes les plus sédentaires et ne sort dans la rue qu'avec sa maîtresse ; elle affirme qu'il n'a jamais été mordu ; la veille de son entrée, il s'est jeté dans l'escalier sur un apprenti et l'a mordu. Je n'ai eu depuis aucun renseignement sur le sort de cet enfant. Le chien est mort le 4 août.

Obs. X (*août 1871*). — Un chien bichon blanc, âgé de quatre ans, appartenant à M. L..., rue de l'Arbre-Sec, n° 47, a été présenté le 2 août avec tous les signes caractérisant la rage-mue et est mort le

6 août; cet animal, tenu constamment renfermé dans un appartement, était d'un tempérament ardent; il avait fréquemment de l'inflammation du côté des voies digestives ou urinaires. Quelque temps auparavant, une chienne avec laquelle il vivait était tombée en chaleur, et on avait refusé de la lui laisser couvrir.

On m'a assuré qu'il n'avait pas été mordu, en raison de ses habitudes sédentaires.

Obs. XI (*septembre 1871*). — M. L..., rue de Trévise, n° 15, a toujours des terriers de petite taille qui sont tenus à l'appartement; l'un d'eux, sans avoir été mordu, a été atteint le 19 septembre de la rage furieuse.

Ce chien était constamment après une chienne qui le rebutait vu son état de grossesse; il a mordu le 20 septembre cette chienne qui est devenue enragée le 11 octobre, après avoir mis bas le 7 du même mois. Le jeune chien n'a survécu que peu de jours, et présentait divers symptômes se rapprochant de la rage; mais le doute est permis.

Voici les observations de rage que je regarde comme spontanée, et que j'ai uniquement observée sur des chiens.

J'y ajouterai la suivante qui semble donner tort à l'opinion que j'ai avancée sur la non-spontanéité de la rage chez la chienne; le fait est tout récent.

Le 3 décembre 1872, M. G..., demeurant rue des Moulins, n° 24, conduit à l'hôpital une chienne terrière sous poil jaune, âgée de six ans, et qui est atteinte sans doute possible de la rage furieuse. Cette bête, séquestrée avec soin, avait été couverte cinq semaines auparavant et avait avorté la veille ou l'avant-veille; elle rongeait les portes et les paillassons, et, en arrivant dans la salle, tentait de se jeter sur les chiens; elle n'avait essayé de mordre personne; l'aboiement était caractéristique.

Le propriétaire assure qu'elle n'a pu être mordue : voici la seule observation personnelle qui tend à prouver l'existence de la rage spontanée chez la chienne. Quant à l'avortement, il est constant dès que les premiers symptômes de la maladie se manifestent.

En parcourant les onze premières observations, on pourra se convaincre de l'influence qu'exerce sur le développement de la rage spontanée l'excitation vénérienne et la non-satisfaction des désirs une fois excités ou persistants à la suite de la présence d'une chienne en chaleur. On ne peut nier la coïncidence frappante entre l'état d'excitation génésique et l'apparition consécutive des premiers symptômes. Le délai peut s'étendre de une à trois semaines, quelquefois même être plus court, mais la cause est indéniable,

On objecte à nos idées qu'un chien placé près d'une chienne en chaleur sans pouvoir la couvrir ne devient pas immanquablement enragé ; ceci est certain ; s'en suit-il que les faits de la pratique n'existent point, et ne peut-on admettre que certains chiens à tempérament ardent et dans la force de l'âge ne soient aptes à voir la rage se développer si on les place dans des conditions analogues.

Les expériences de Toffoli, de Grève, quelques-unes de nos observations répondent affirmativement, et je termine en disant : la rage se développe spontanément chez le chien réduit à l'état de domesticité; on ne peut être aussi affirmatif à l'égard de la femelle, mais le doute est admis.

A côté des onze observations que je viens de citer, je pourrais en citer huit autres où la spontanéité, sans être certaine, est probable ; mais je ne veux point abuser des moments de l'Académie.

Si on jette un coup d'œil sur les tableaux que j'ai dressés année par année (voir pages 40 et suivantes), on verra que pour tous les autres cas de rage, ou la contagion ne fait pas doute ou qu'il s'agit de chiens libres chez lesquels la rage doit être la conséquence de morsures. En résumé, sur 188 cas de rage je classe 11 cas où la spontanéité est certaine, 8 où elle est probable et 169 où la contagion doit être regardée comme l'origine de la maladie.

Il est intéressant de connaître au juste quelle est la durée de l'incubation ; on ne peut avoir toujours des données certaines permettant de l'établir. Sur 188 cas, je n'ai pu obtenir de renseignements non douteux que dans 44 cas.

Voici le résultat :

L'incubation la plus courte a été de quinze jours, la plus longue de quatre-vingt-dix jours ; il y a un cas dont je fais mention sans y attribuer aucune importance, où la durée aurait été de trois cent soixante-quatre jours.

La durée de l'incubation a été :

| | |
|---|---|
| Sur 4 chiens de............... | 15 jours. |
| Sur 1 chien de............... | 18 jours. |
| Sur 2 chiens de............... | 19 jours. |
| Sur 1 chien de............... | 20 jours. |
| Sur 12 chiens de............... | 21 jours. |
| Sur 1 chien de............... | 22 jours. |
| Sur 1 chien de............... | 23 jours. |
| Sur 1 chien de............... | 27 jours. |
| Sur 2 chiens de............... | 28 jours. |
| Sur 8 chiens de............... | 30 jours. |
| Sur 1 chien de............... | 31 jours. |
| Sur 1 chien de............... | 32 jours. |
| Sur 2 chiens de............... | 35 jours. |
| Sur 2 chiens de............... | 40 jours. |
| Sur 1 chien de............... | 48 jours. |
| Sur 1 chien de............... | 68 jours. |
| Sur 1 chien de............... | 73 jours. |
| Sur 1 chien de............... | 90 jours. |
| Sur 1 chien de............... | 364 jours. |
| 44 chiens. | |

L'âge des chiens n'a pas beaucoup d'importance, sinon dans les cas de rage spontanée ; quand la contagion est la cause de la maladie, elle frappe indistinctement les animaux ; j'en ai pris note cependant, et voici les résultats auxquels je suis arrivé :

Sur 188 animaux de l'espèce canine morts de la rage, il y en avait :

| | |
|---|---|
| 9 | au-dessous d'un an. |
| 87 | d'un an à trois ans. |
| 62 | de trois à cinq ans. |
| 21 | de cinq à huit ans. |
| 9 | au-dessus de huit ans. |
| 188 | |

Quel est le temps qui s'écoule depuis l'apparition des premiers symptômes jusqu'à la mort ; ici encore on ne peut arriver à une vérité absolue ; lorsqu'on voit les animaux, ils sont déjà atteints de la maladie, et leurs maîtres cachent souvent le début du mal, surtout lorsque le chien a mordu soit des hommes, soit des animaux ; on ne peut donc être vraiment certain que de la période qui s'écoule entre la visite et la mort.

Ceci admis, voici la statistique établissant la durée de la maladie :

| | | | | | |
|---|---|---|---|---|---|
| Chez 5 chiens la mort est survenue au bout de....... | | | | | 1 jour. |
| Chez 78 chiens | — | — | — | de....... | 2 jours. |
| Chez 58 chiens | — | — | — | de....... | 3 jours. |
| Chez 28 chiens | — | — | — | de....... | 4 jours. |
| Chez 11 chiens | — | — | — | de....... | 5 jours. |
| Chez 6 chiens | — | — | — | de....... | 6 jours. |
| Chez 2 chiens | — | — | — | de....... | 7 jours. |

A mon avis, la moyenne véritable est de trois jours, et l'espèce de rage influe beaucoup sur la durée de la maladie. On voit des chiens atteints de rage furieuse périr rapidement alors qu'ils se brisent les dents et la mâchoire sur les barreaux de la cage, ou se rongent les pattes ; au contraire, ceux qui ont une rage calme ou la rage-mue vivent plus longtemps.

On peut leur faire avaler des aliments liquides et même ils mangent encore pendant les premiers jours ; pour moi, le terme le plus court est de quarante-huit heures, et ceux qui, d'après la statistique, n'ont vécu qu'un jour étaient déjà malades avant leur entrée à l'hôpital ; on a pu dissimuler la vérité dans un but plus ou moins intéressé ; mais il est certain que l'observation est contraire à la croyance en une mort aussi prompte.

Chaque fois qu'on a pu voir naître la rage, l'animal a vécu de deux à trois jours au minimum et souvent plus de temps.

Si on veut se rendre compte de la fréquence des diverses espèces de rage, j'apporte ici les faits suivants :

Sur 188 chiens enragés il y a eu 136 cas de rage ordinaire et 52 cas de rage mue, c'est-à-dire 1 cas de rage-mue contre 2 $^1/_2$ de rage furieuse. Je crois devoir établir une distinction entre divers cas de rage ordinaire : la rage furieuse et la rage non furieuse. On se tromperait beaucoup si l'on croyait que tout chien enragé présente, sans y manquer, les symptômes si bien décrits par M. Bouley ; souvent un chien qui a une tendance non douteuse à se jeter sur les animaux de son espèce, et dont l'aboiement est caractéristique, n'a aucune tendance à mordre l'homme ; on a beau l'exciter, il ne se précipite pas sur les objets qu'on lui présente ; on peut le soigner, lui faire prendre des médicaments et des boissons. On a nommé cette espèce de rage *calme;* ce mot ne peint pas bien la nature de l'affection, puisque la fureur apparaît par moments à la vue d'un animal de l'espèce canine ; c'est une rage furieuse atténuée, et qui n'en est pas moins mortelle ; généralement la vie de l'animal se prolonge plusieurs jours, quatre ou cinq en moyenne ; mais la paralysie finit toujours par apparaître, et la mort ne manque jamais de suivre ce dernier symptôme.

Cette espèce de rage, qui s'observe chez les chiens mordus et rarement chez ceux atteints de rage spontanée, est très-dangereuse ; car, en présence des symptômes peu saillants qui l'accompagnent, bien des personnes refusent de croire à l'existence d'une maladie qu'on leur appris à voir sous d'autres aspects ; les empiriques sont les premiers à rassurer les propriétaires, et bien des imprudences funestes sont dues au manque de précautions prises dans des cas de rage non furieuse. La salive n'est pas moins virulente, et la facilité qu'on a d'approcher et de soigner l'animal augmente les dangers d'inoculation, par suite le péril de la contagion. Il faut une grande habitude pour établir un diagnostic certain, à moins qu'on n'ait des renseignements établissant la morsure de l'animal par un chien suspect, et, par suite, que l'attention soit fixée sur les symptômes de la rage qui ne font jamais défaut.

Permettez-moi, Messieurs, de vous citer un fait qui m'est personnel et qui vous prouvera combien il faut être en garde contre cette terrible affection.

Le 7 septembre 1871, on conduit dans mon cabinet une chienne levrette grise âgée de cinq ans, non muselée et attachée avec une corde mince ; j'avais entre mes jambes ma chienne de chasse, chienne épagneule âgée de neuf ans. A peine entrée, la levrette échappe à la domestique qui la tenait en laisse et, se précipitant sur ma chienne, la mord au nez : cinq piqûres faites avec ses dents acérées sont faciles à distinguer ; immédiatement je cautérise avec la pierre infernale mouillée le nez de la pauvre bête. La levrette était enragée et, conduite à l'hôpital, elle meurt de la rage furieuse le 10 septembre; elle avait été mordue par un chien suspect quelques semaines auparavant. Je fais séquestrer ma chienne pendant six semaines et, confiant en la cautérisation presque immédiatement pratiquée, je la remets chez mon garde-chasse, en le prévenant de ce qui était arrivé. Elle est mise à part et surveillée; je chasse deux fois avec elle et je la crois bien sauvée. Le soixante-quatrième jour, le garde observe qu'elle est triste et qu'elle cherche à se lancer sur les autres chiens, qui passent devant la porte de sa cour; de suite il la ramène à l'hôpital, où je me rends. Ma chienne a l'œil brillant, la voix cassée; elle refuse de manger et de boire; la vue des chiens l'irrite et elle se lance dessus; mais elle me reconnaît, remue la queue, m'aboie, et, pour l'infirmier qu'elle connaît, elle est aussi douce qu'auparavant. Je la caresse et je lui fais boire ce que je veux avec l'aide du gardien; pendant trois jours cette attitude ne change pas; la paralysie et la mort ont lieu le troisième jour suivant, soixante-huit jours après la morsure.

Voici, Messieurs, un fait qu'on ne peut demander plus précis, puisque la morsure a eu lieu devant moi et que la chienne a toujours été soumise à mon observation; il n'est pas rare, et l'on ne peut faire un crime au propriétaire d'un chien, qui, dans de pareilles circonstances, croit peu à l'existence de la rage, surtout s'il y a doute sur la cause de la maladie. Combien de fois un chien sorti dans la rue par un domestique est-il mordu sans qu'il en rende compte! Si cet animal est atteint de la rage non furieuse, combien sont grandes les probabilités pour que son maître ne découvre pas la nature du mal ou refuse d'y croire! Combien aussi le danger est-il plus grand pour lui et pour les siens, qui sont en rapport constant avec l'animal! J'ai vu bien souvent des faits analogues et je ne puis trop insister sur la nécessité de prévenir le public des symptômes constants de cette maladie, à savoir l'aboiement rauque et la fixité du regard. Je ferai aussi remarquer combien le diagnostic est difficile à établir, je ne dirai pas seulement pour le vulgaire, mais encore pour les vétérinaires qui manquent de pratique. L'erreur, de leur part, peut avoir dans ce cas des résultats déplorables, et, pour ma part, j'en connais un exemple bien terrible.

Je passe à une autre question, à savoir si la rage communiquée s'atténue ; parmi les faits certains que je connais, sur cinq cas dans quatre la rage communiquée a été ou mue ou calme ; dans un seul cas elle a été furieuse ; je ne compte pas celui que j'ai donné *in extenso.*

Voici les observations :

*1864.* — Le 7 mai, un chien loup blanc, appartenant à M. M...., est mordu par un chien du même atteint de rage furieuse. Le 21 mai, la rage mue se déclare.

*1864.* — Le 3 avril, une chienne appartenant à M. S... est mordue par un chien atteint de rage furieuse; le 25 avril, elle présente les symptômes de la rage mue.

*1865.* — Le 2 juillet, un chien enragé mord un chien à M. H... ; le 4 août, ce dernier a la rage furieuse.

*1869.* — Le 15 février, un chien enragé, appartenant à M. S..., mord un jeune chien au même ; le 4 mars, ce jeune animal est atteint de la rage mue.

*1870.* — M. L... possédait un chien qui avait couvert sa chienne le 3 février ; le 10, il meurt enragé avec des symptômes de paralysie des mâchoires ; la chienne devient enragée au bout de soixante-treize jours ; elle avait la rage calme.

Sur ces cinq observations, auxquelles il faut joindre celle de ma chienne, nous voyons la rage furieuse communiquée cinq fois produire quatre fois la rage mue ou la rage calme ; dans un sixième cas, la rage mue produire la rage calme. Évidemment, dans ce dernier fait, il y a eu inoculation par la salive, et non morsure. Le chien enragé, mais amoureux, a dû lécher sa compagne sur une partie dépourvue d'épiderme et, par suite, la contaminer.

Mon opinion est que la rage doit s'atténuer par des inoculations successives, mais qu'on doit tenir compte de l'âge, du sexe et du tempérament des sujets inoculés, sans quoi on s'exposerait à faire des erreurs et à tirer des conclusions très-sujettes à controverse.

Les opinions ont été partagées sur l'influence que la saison ou la température, soit qu'elle monte, soit qu'elle s'abaisse, peuvent avoir sur la production de la rage. Le préjugé le plus répandu fait regarder l'été comme étant la période de l'année où l'on doit redoubler de précautions contre cette terrible affection ; cette erreur, qui a déjà été combattue par les praticiens, devient encore plus palpable si on jette les yeux sur le tableau ci-contre (p. 25).

Les statistiques donnent les résultats les plus variés quant au mois ; dans celle que j'ai faite de 1833 à 1872, septembre est le mois où j'ai observé le plus grand nombre de cas de rage, et février est le moins chargé. Dans celle qui de 1858 à 1867 a été publiée par deux professeurs de l'École de Lyon, février occupe le nº 1, et septembre le nº 11. Elles concordent en deux points, pour le rang que doivent occuper les saisons : l'hiver est l'époque de l'année pendant laquelle la rage est la plus rare, et l'été vient en seconde ligne. D'après moi, c'est l'automne qui occupe le premier rang, et le printemps le troisième. A Lyon, l'ordre est interverti ; ce sont les deux saisons où les chiennes sont en chaleur, et, en admettant la spontanéité de la rage, ce résultat n'a rien de surprenant. Les cas de rage spontanée ont beau être rares, ils font la différence qui existe entre les diverses saisons. Les variétés que présente la période d'incubation suffisent à expliquer que l'on observe la rage en toute saison et quelle que soit la température ; la rage spontanée, au contraire, se développe dans les quelques jours qui suivent l'excitation vénérienne non satisfaite. Comme la période de la chaleur n'est pas fixe, mais varie de mars en mai et de septembre en novembre, il doit arriver que les cas de rage spontanée sont plus fréquents au printemps et en automne que dans les autres saisons. La rage communiquée peut augmenter, suivant le nombre des animaux mordus ; mais les cas doivent finir par se compenser, surtout lorsqu'on agit dans une période de quarante ans.

Peut-on dire que la race exerce quelque influence sur le développement de la rage et doit-on croire que telle espèce est plus prédisposée que telle autre à contracter cette horrible maladie ?

Pour résoudre cette question, il faudrait avoir le tableau par races des animaux de l'espèce canine existant à Paris et pouvoir le comparer à un autre dans lequel on indiquerait l'espèce des chiens atteints de la rage. A défaut de ces tableaux et vu les variations de la mode, on ne peut rien affirmer. En ce moment on ne voit que terriers et bichons de toute taille ; autrefois, le carlin et le king-charles faisaient fureur. Seuls, les chiens utiles, tels que le chien de berger, le chien de chasse

| Saison | MOIS. | PARIS. — DE 1833 A 1864 | PARIS. — DE 1864 A 1872 | TOTAL. | LYON. — DE 1858 A 1867 | PAR MOIS et PAR NOMBRE. PARIS. | | PAR MOIS et PAR NOMBRE. LYON. | |
|---|---|---|---|---|---|---|---|---|---|
| Printemps. | Février | 7 | 13 | 20 | 51 | Septembre | 41 | Février | 51 |
| | Mars | 13 | 18 | 31 | 48 | Août | 40 | Mars | 48 |
| | Avril | 13 | 13 | 26 | 48 | Janvier | 32 | Avril | 48 |
| Été. | Mai | 13 | 11 | 24 | 46 | Mars | 31 | Mai | 46 |
| | Juin | 11 | 15 | 26 | 36 | Décembre | 27 | Août | 45 |
| | Juillet | 13 | 11 | 24 | 39 | Avril | 26 | Juillet | 39 |
| Automne. | Août | 17 | 23 | 40 | 45 | Juin | 26 | Janvier | 37 |
| | Septembre | 16 | 25 | 41 | 26 | Mai | 24 | Juin | 36 |
| | Octobre | 10 | 14 | 24 | 25 | Juillet | 24 | Décembre | 31 |
| Hiver. | Novembre | 14 | 8 | 22 | 28 | Octobre | 24 | Novembre | 28 |
| | Décembre | 9 | 18 | 27 | 31 | Novembre | 22 | Septembre | 26 |
| | Janvier | 13 | 19 | 32 | 37 | Février | 20 | Octobre | 25 |

PARIS. — Statistique de 1833 a 1872.

*Par saison :*

| | |
|---|---|
| Printemps | 77 |
| Été | 74 |
| Automne | 105 |
| Hiver | 81 |
| Total | 337 |

LYON. — Statistique de 1858 a 1867.

*Par saison :*

| | |
|---|---|
| Printemps | 147 |
| Été | 121 |
| Automne | 96 |
| Hiver | 96 |
| Total | 460 |

soit d'arrêt, soit courant, restent dans des proportions à peu près fixes. J'ai cru devoir faire mention de la race, et voici le résultat que j'ai obtenu (voir le tableau p. 8) :

Le terrier et le chien de Poméranie (dit *loulou*) tiennent les deux premiers rangs ; en dehors de leur nombre considérable il faut remarquer qu'appartenant souvent à des cochers ou à des gens du peuple, ils sont en général moins surveillés et plus exposés à contracter la rage communiquée. Le braque est le chien d'arrêt le plus employé, puis viennent l'épagneul et le griffon, tous deux destinés au même usage ; un fait assez curieux, c'est que je n'ai pas vu un seul chien courant, de petite ou de grande race, atteint de la rage.

Je pense néanmoins que la race n'a aucune influence sur la production de la rage, et que le tempérament seul peut être mis en cause alors qu'il s'agit de rage spontanée ; bien entendu que le tempérament seul ne doit pas être invoqué comme cause, et que les habitudes de l'animal doivent être placées sur la même ligne, au point de vue étiologique.

Heureusement que les cas de rage, en augmentant, n'ont pas amené des accidents de contagion du chien à l'homme en proportion de leur fréquence. De 1863 à 1872, voici les faits que j'ai pu recueillir d'une manière certaine. Je commence par ceux où la mort a été la conséquence de la morsure, et je cite ensuite ceux où la contagion n'a pas eu lieu, à ma connaissance. Je fais cette restriction, basée sur ce fait, qu'on ne peut prendre des renseignements d'une façon trop directe, afin de ne pas éveiller les craintes des blessés; souvent ils ignorent que le chien, auteur de la morsure, est enragé, et on les trompe sur la nature de la maladie à laquelle l'animal a succombé. Il faut craindre, par-dessus tout, d'affecter le moral des personnes mordues, et dissiper leurs craintes est notre première préoccupation, alors qu'il est trop tard pour apporter un remède efficace à la transmission du virus.

*Premier fait.* — Un chien terrier noir, appartenant à M. X., facteur, rue de la Nation, entre à l'hôpital le 5 avril 1866, à dix heures du soir. Cet animal, d'un naturel hargneux, présente les symptômes de la rage furieuse, sous une forme modérée, jusqu'au 6 au soir. Dans la nuit du 6 au 7, il meurt, après s'être rongé la patte antérieure gauche, au point de déchirer les artères et de provoquer une hémorrhagie qui a dû avancer la mort. Avant d'entrer à l'hôpital, il avait mordu deux enfants à une demi-heure d'intervalle : le premier, au mollet, par-dessus le bas ; le second à la main. Chez le premier, il y eut une inflammation assez forte, mais la rage ne se déclara pas ; chez le second, qui était une petite fille, les symptômes apparurent le cinquante-quatrième jour, et la pauvre petite succomba aux suites de l'inoculation rabique, en présentant des symptômes non douteux.

Parmi les personnes mordues, on remarque que la contagion a lieu plus souvent chez celles qui ont été atteintes, par la dent du chien, à la main ou au visage. Les comptes-rendus publiés par M. Tardieu en font foi, et je viens apporter ce nouveau fait à l'appui.

*Deuxième fait* (*1869*). — Un chien loulou blanc, appartenant à M. T., demeurant rue des Acacias, mord, le 13 février 1869, dans la soirée, sa maîtresse; la blessure était au pouce gauche : malgré tout elle le garde jusqu'au 15, jour de son entrée à l'hôpital, où on le reconnaît atteint de la rage dite *calme*. On voit combien cette dénomination est vicieuse, puisque ce chien avait, dès le début de la maladie, mordu sa maîtresse, laquelle a succombé quarante jours après l'inoculation.

*Troisième fait* (*1869*). — Le 18 avril, le garçon du commissaire de police, dont le bureau est rue Bochard-de-Saron, amène à l'hôpital un chien terrier mâle, ayant appartenu à un ferblantier de la rue Rodier, et donné par lui à un habitant de Saint-Ouen. Quatre ou cinq jours après, l'animal revient près du domicile de son premier maître et entre chez un corroyeur, M. P., demeurant dans la même rue, et y mord le cocher; arrêté et mené chez le commissaire, qui se méfie et le fait envelopper dans un sac, il trouve moyen de mordre, à travers la toile, le garçon chargé de le porter à l'hôpital. On ne peut douter de la nature de sa maladie, et la mort a lieu le 21 avril. Le cocher mordu est pris, quarante jours après, d'un violent malaise; conduit le lendemain à l'hospice Dubois, il meurt dans la nuit du deuxième jour.

Le garçon du commissaire n'a rien eu. Il avait été cautérisé à l'hôpital et mordu à travers la toile.

*Quatrième fait* (*1871*). — Un chien griffon-terrier jaune, atteint de la rage, entre, le 21 août 1871, à l'hôpital; il meurt le 22, après avoir présenté des symptômes de fureur. Cet animal avait mordu un voisin de son maître, M. B., demeurant rue Rochechouart, et deux enfants, fille et garçon. La fille n'a présenté aucun symptôme de maladie; le fils (22 mois), mordu à la main, est mort enragé au bout de vingt-deux jours. Le docteur Piogey l'a soigné et m'a fait demander des renseignements sur la maladie du chien.

*Cinquième fait*. — Le 21 septembre 1868, Mme R., marchande fruitière, demeurant rue des Portes-Blanches, n° 25, conduit à l'hôpital un chien terrier, blanc et gris, atteint de rage furieuse. Cette dame tient, au haut du faubourg Poissonnière, une petite boutique et laissait son chien, d'un naturel batailleur, errer dans les rues; il est probable que l'animal a été mordu et a contracté la rage par inoculation.

Le 19 septembre, le terrier avait mordu, à la joue gauche, le fils de la dame R.; le chien est mort le 23 septembre, après avoir présenté tous les symptômes de la rage furieuse.

Vers le 15 octobre, l'enfant tomba malade et fut soigné par le docteur Morel, demeurant rue Poulet, à Montmartre. Ce docteur vint demander au garde des renseignements sur la nature de la maladie à laquelle le chien avait succombé, et depuis il dit à ce même garde que l'enfant était mort de la rage vingt-sept jours après la morsure.

Je cite, à la suite de ces cinq observations, qui sont bien complètes, cette sixième, où le doute existe.

Le 30 septembre 1864, M. Ch., demeurant boulevard Magenta, n° 96, remarque que son chien de chasse, de race braque, sous poil alezan brûlé, âgé de 18 mois, présente des symptômes de tristesse et de dégoût. L'animal n'ayant pas été mordu, à sa connaissance, il crut à une indisposition passagère et ne soupçonna pas le début de la rage. L'animal disparut dans la soirée, passa la nuit dehors et, en revenant le 1er octobre chez son maître, il mordit onze personnes, qui furent presque toutes conduites à La Riboisière et cautérisées peu de temps après la morsure; car le plus grand nombre de victimes avait été fait dans le haut du boulevard Magenta.

Le commissaire de police fit conduire le chien à l'hôpital, et il fut reconnu atteint de la rage; cependant il but et mangea encore le jour de son arrivée. Dans la nuit du 1er au 2, il dévore une partie de sa boîte; le 2 il avale de la viande, mais ne peut plus boire; sa fureur reparaît quand on lui présente un objet, autrement il est assez calme; il continue à dévorer la paille et le bois; le 4, il meurt paralysé.

Une des personnes mordues, un Italien, très-frappé d'une profonde morsure qu'il avait reçue au bras, demanda à voir l'animal; le voyant boire et manger, il parut plus rassuré, mais quand il revint deux jours après, on lui dit avoir tué l'animal. Vu la cause de la mort, ses craintes redoublèrent et il fut pris, au bout d'un mois, d'une affection nerveuse qui l'emporta. Est-ce la rage? Ici le doute est permis, faute de renseignements précis.

Trois autres cas de mort, par suite d'inoculation, sont parvenus à ma connaissance; quoique les chiens n'aient point été conduits à l'hôpital, j'en fais mention, afin de prouver le danger de présenter des chiens à des vétérinaires qui ne sont pas spéciaux, ou de les faire tuer sans expertise préalable.

Les deux premiers ont été recueillis au commissariat de police de la rue Bochard-de-Saron :

Dans le premier, il s'agit d'un enfant mordu par un chien qui avait été déclaré sain par un vétérinaire demeurant dans le quartier; l'enfant mourut de la rage. Les registres ayant été détruits, je ne puis donner les dates précises.

Pour le second, ce même vétérinaire visite un chien qu'il déclare n'être pas atteint de la rage, quoiqu'il eût déjà mordu un enfant et un commissionnaire. En sortant de la visite, ce chien mord le garçon du commissaire de police, le même qui est déjà cité dans l'observation n° 3; on l'abat, et l'enfant meurt après avoir été vu par M. Hérard. Les deux autres personnes n'ont présenté aucun symptôme de rage, quoique l'une d'elles, le garçon du commissaire, eût été mordue à la main.

Pour le troisième fait, il s'agit d'un enfant de 14 ans environ, que M. Bergeron me fit voir à Sainte-Eugénie, et qui était enragé. Cet enfant avait été, d'après les renseignements que j'ai pris, mordu, vingt et quelques jours avant, par un chien appartenant à un loueur demeurant rue de la Goutte-d'Or. On avait tué l'animal de suite, sans le faire visiter, et il est certain que l'enfant n'avait pas été cautérisé.

J'ai cité ces trois observations pour prouver combien il est utile de faire voir les chiens à des vétérinaires habitués à les traiter, et quels dangers on fait courir en s'adressant à des ignorants; en outre, on voit le danger de sacrifier les animaux sans s'être assuré du genre de maladie, car on n'a pu prendre, dans cette dernière observation, aucune mesure contre les chiens des voisins. Certainement quelques-uns d'entre eux ont dû avoir été mordus et ont ensuite propagé le mal.

Voilà trois chiens qui ont été tués ou ont disparu, en faisant deux victimes, sans avoir été sérieusement convaincus de rage. C'est ce qui rend la statistique si difficile et la répression inefficace.

Ainsi, voici six observations de contagion de la rage à l'homme dont cinq non douteuses et une suspecte; mais on peut dire que, sur 188 cas de rage chez le chien, on n'a pu constater que 5 cas de contagion du chien à l'homme suivis de mort, proportion bien minime, mais qui peut n'être pas complétement exacte. Vous avez pu voir, Messieurs, que le même chien a mordu des personnes dont les unes sont restées indemnes, tandis que les autres n'ont pas échappé à la contagion; je vais compléter cette statistique en rapportant les autres faits de personnes mordues par des chiens enragés chez lesquelles on n'a vu se produire aucun symptôme de cette névrose.

*Premier fait (1866).* — Un chien terrier blanc et noir, parti de chez son maître, M. V..., demeurant rue des Trois-Frères n° 6, rentre, au commencement de novembre, avec une plaie au cou; il disparaît le 16 et le 17, revient le 18 à l'atelier, mord un apprenti et son maître. Conduit de suite à l'hôpital, il meurt le 19, après avoir présenté tous les symptômes de la rage.

Ni le maître ni l'apprenti n'ont été malades.

*Deuxième fait.* — Le 2 janvier 1867, un chien terrier jaune, appartenant à M. R..., demeurant rue des Poissonniers, mord un enfant dans ladite rue; on arrête le chien et on conduit l'enfant dans une pharmacie voisine. Le chien présente tous les symptômes de la rage furieuse; il meurt le 4 janvier. L'enfant n'a présenté aucun symptôme de maladie.

*Troisième fait* (*1867*). — Le 14 novembre 1867, M. D..., demeurant avenue d'Eylau, 104, fait conduire à l'hôpital un chien terrier gris et blanc qui, le 13 au soir, est parti et n'est rentré que le 14. En rentrant, il a mordu le cocher à la lèvre, mais très-légèrement. Le chien est mort le 17, après avoir présenté des symptômes de rage atténuée; le cocher n'a rien eu.

*Quatrième fait* (*1868*). — Le 18 mai, une chienne terrière blanche, apppartenant à M. X..., loueur de voitures à bras, demeurant chaussée de Clignancourt, est conduite à l'hôpital. Elle meurt le 20 mai après avoir présenté tous les symptômes de la rage furieuse; elle avait mordu un petit enfant de trois ans au bras et par dessus ses vêtements. Aucun accident n'est survenu.

*Cinquième fait.* — Le 1er août 1868, le commissaire de police du quartier Rochechouart fait conduire un lévrier ardoisé marqué de blanc qui est reconnu par le garde comme appartenant à un client et être déjà venu à l'hôpital. On s'informe, et on apprend que celui-ci l'a donné à un marchand de curiosités, demeurant boulevard Rochechouart; le 30 et le 31 juillet, il a mordu des chiens et deux personnes; le chien est mort le 5 août de la rage. Aucune des deux personnes n'a été malade.

*Sixième fait* (*1869*). — Chien loulou blanc et noir appartenant à M. V..., marchand de vins, Petite-Rue-Saint-Denis, n° 12; entré le 1er février, mort le 6; a mordu, étant dans un état de fureur, une femme qui vit encore.

*Septième fait* (*1870*). — Chienne terrière grise, âgée de six ans, propriété de M. X..., demeurant boulevard Bonne-Nouvelle, atteinte de la rage furieuse; a mordu deux hommes. Aucun accident n'a été constaté.

*Huitième fait* (*1870*). — Chienne terrière bronzée, atteinte de la rage furieuse, appartenant à M. Ch..., demeurant rue Polonceau; a mordu trois jeunes filles aux mains. Je n'ai pas appris qu'aucune d'elles ait été atteinte de la rage.

*Neuvième fait* (*1870*). — Chienne terrière bronzée, âgée de cinq ans, avait la rage mue lorsqu'on l'a conduite à l'hôpital, avait cependant mordu deux personnes; elle appartenait à Mme M..., demeurant rue Baudin; entrée le 28 décembre, morte le 30 décembre. Aucune des deux personnes mordues n'est devenue enragée; une mordue par dessus la bottine. Ils ont mangé l'animal.

*Dixième fait* (*1871*). — M. B..., faubourg Saint-Martin, no 274, amène un terrier blanc atteint de la rage furieuse; entré le 23 janvier, mort le 23. Acheté la veille, cet animal a mordu un homme au mollet. Rien.

*Onzième fait* (*1871*). — Le 1er août, M. X..., demeurant rue du Caire, me présente un chien braque âgé de onze mois qui a mordu son apprenti; l'animal, atteint de la rage, meurt le 4; l'apprenti n'a rien eu, à ma connaissance.

Eu résumé, sur 36 individus de sexe et d'âge différents mordus par des chiens enragés morts sous mes yeux, sans qu'aucun doute soit possible, 31 n'ont présenté aucun symptôme de rage et 5 ont succombé. Le siége de la blessure faite sur des parties nues et l'absence de cautérisation ont été constatées dans ces derniers cas. Cependant, parmi ceux dont l'issue n'a pas été funeste, on remarque des blessures faites à la main et sur lesquelles on n'a pas appliqué en temps voulu de caustiques.

De toutes les observations que j'ai relatées, il résulte qu'on ne doit point admettre cette idée soutenue par quelques savants qu'un chien furieux peut, en mordant un autre chien, faire naître la rage chez ce dernier; chaque fois qu'on a pu connaître l'origine du mal, on a vu le chien dont la morsure a produit la rage être atteint lui-même de cette maladie. On a pu croire quelquefois à la réalité de cette théorie, alors qu'on a négligé de faire une enquête sérieuse ou qu'on s'est fié aux déclarations de personnes incapables de distinguer un chien furieux d'un chien atteint de la rage.

Si on admettait cette idée, il faudrait proscrire la race canine de suite et sans exception, car on n'aurait aucun espoir de voir disparaître la rage en appliquant d'une manière continue des mesures sanitaires sérieuses. Tout animal batailleur, et l'espèce canine en renferme de nombreux spécimens, serait un foyer de rage permanent; on ne devrait s'étonner que de la rareté relative des cas constatés ; si chaque chien furieux pouvait, sous l'empire de certaines circonstances, que les partisans de la théorie n'indiquent pas, transmettre une maladie qu'il n'a pas, il n'y aurait plus de limite possible, et la plupart des chiens des villes ou des campagnes, à moitié errants dans les rues ou sur les routes, seraient constamment dans la période d'incubation; peu de jours se passant sans qu'ils se livrent un combat plus ou moins sérieux.

Je crois donc cette théorie mal fondée et inadmissible, tant au point de vue scientifique qu'au point de vue de la pratique.

C'est encore une idée peu fondée, défendue cependant par un ou deux vétérinaires, que celle de la croyance en la guérison de la rage; j'entends la guérison spontanée, et je n'entre pas dans l'examen des méthodes curatives plus ou moins bizarres que les cerveaux des empiriques ont mises au monde; jusqu'à ce jour, on n'a jamais vu un remède amener la guérison d'un homme ou d'un animal ayant présenté les symptômes bien nets de la rage.

Pour ma part, voici le seul fait qui m'a laissé des doutes, et qui pourrait paraître probant aux yeux d'un partisan de la guérison spontanée.

Le 14 mars 1865, M. D..., chef de gare à Orsay, qui avait déjà eu deux chiens enragés, me présente un chien épagneul puce, âgé d'un an, qui offre tous les signes de la variété de la rage appelée *mue*. Ce chien, comme ceux morts avant lui, habitait une cour placée devant la station et sur le chemin d'Orsay à Versailles; à travers le treillage, il était en contact avec tous les chiens des voyageurs, chiens de chasse, chiens de berger (d'Orsay on va au marché de Sceaux). Je n'eus aucun doute sur la nature de la maladie; je passais souvent à Orsay en allant à la chasse, je connaissais l'origine des chiens, et je les voyais très-souvent; un d'eux était mort de la rage chez moi.

Cependant, malgré ma certitude et en présence de la douceur de l'animal, on le soigna comme on put, et on lui fit avaler du lait et du bouillon non sans peine. A partir du quatrième jour, un mieux relatif apparut; le trismus était moins fort, et le chien put boire un peu sans être aidé; le cinquième jour, il mangea de la viande, et, depuis cette époque, la guérison (si on peut parler ainsi) marcha avec rapidité. La sortie eut lieu le 25 mars, après onze jours de séjour à l'hôpital.

Je ne suis pas suspect de partialité, ayant toujours cru à la non-guérison de la rage; je livre le fait à l'appréciation des auditeurs, et s'il a quelque chance d'être reconnu vrai, ce résultat ne fera, d'après moi, qu'affirmer ce précepte admis : « L'exception confirme la règle. »

J'ai mis sous les yeux de l'Académie les documents que j'ai pu rassembler et qui, tous, sont dus à mes observations personnelles. On peut contester l'interprétation que j'en ai tirée, mais non leur exactitude.

De ces documents résulte un fait trop certain : c'est que, depuis 1864 jusqu'en 1872, le nombre des cas de rage a été croissant parmi les chiens entrés à l'hôpital. Ainsi :

| | | |
|---|---|---|
| En 1864 je compte............ | 11 cas sur 424 | entrées. |
| En 1865...................... | 13 cas sur 406 | — |
| En 1866...................... | 9 cas sur 516 | — |
| En 1867...................... | 16 cas sur 541 | — |
| En 1868 ..................... | 20 cas sur 634 | — |
| En 1869...................... | 24 cas sur 627 | — |
| En 1870...................... | 36 cas sur 558 | — |
| En 1871...................... | 59 cas sur 425 | — |

Ainsi, en 1864, sur 424 entrées, 11 cas de rage; en 1871, sur 425 entrées, 59 cas.

Cette année est exceptionnelle, fort heureusement, et, en 1872, la diminution est notable. Cependant, en regardant les années normales, on voit que l'accroissement est continu et qu'il y a urgence de l'arrêter. Je pense que ce n'est pas seulement à mon hôpital que cette observation a été faite, et si le nombre des hommes devenus enragés n'a pas été en proportion des cas de rage observés chez le chien, comme je l'espère d'après les renseignements connus, il n'en est pas moins indispensable de chercher le moyen de diminuer le nombre des chiens enragés. On peut être convaincu que la spontanéité n'entre que pour une faible part dans cette nomenclature, et que cette part reste stationnaire; il faut donc admettre que la contagion seule est cause du développement anormal de la rage, comme dans ces dernières années.

En 1870 et 1871, du mois de septembre 1870 au mois de juin 1871, le nombre des chiens abandonnés a augmenté, quoique un grand nombre d'entre eux ait été sacrifié et mangé, beaucoup de propriétaires ne voulant pas se nourrir de la chair d'animaux plus ou moins affectionnés, et, d'autre part, ne pouvant les nourrir, les ont abandonnés ou égarés exprès. C'est parmi ces animaux errants et affamés que la contagion a fait des ravages et trouvé un aliment bien disposé; on peut s'en convaincre en jetant un coup d'œil sur les tableaux que j'ai donnés et joints à ce travail. Les animaux qui sont vagabonds ou laissés en liberté par leurs maîtres forment la majorité. Comment contractent-ils la maladie? On l'ignore; mais on constate qu'ils rentrent au logis fatigués, blessés, et que les premiers symptômes de la rage apparaissent quinze jours ou trois semaines après leur fuite de la maison. Pendant la période des années 1870 et 1871, que j'ai indiquée, le nombre des cas de rage a crû dans une proportion inusitée, parce que toute police faisait défaut; aucun agent n'aurait osé faire son devoir de peur de s'attirer quelque affaire désagréable, si le chien arrêté eût appartenu à un prolétaire mal disposé. La liberté était donc absolue et les règlements de police effacés. Quels étaient-ils au moment où ils ont cessé d'être appliqués? Comme préservatifs, on avait inventé la taxe et la muselière; ni l'une ni l'autre de ces mesures n'ont donné de résultats, comme on peut s'en convaincre en voyant les cas de rage aller en augmentant, de 1864 à 1870 inclusivement. La taxe n'a pas fait diminuer le nombre des animaux de l'espèce canine; déclarés ou non déclarés, les chiens n'en sont pas moins nombreux : les plus dangereux, en raison de leurs habitudes errantes, appartiennent aux gens qui logent en garni, et échappent à la police. De ce côté, le résultat a été nul.

La muselière peut bien être appelée la précaution inutile, et l'on est revenu sur son compte, aussi bien que sur ses effets, comme préservatifs de la contagion. D'abord elle est, le plus souvent, assez mal faite pour ne pas empêcher le chien de mordre; si elle est bien faite, elle est attachée de manière à ce que l'animal l'enlève d'un coup de patte, et la porte, le plus souvent, pendante à son cou. Admettons qu'elle soit et bien faite et bien attachée, croit-on que le chien, en proie à la rage, et, par suite, décidé à quitter la maison de son maître, aille se faire museler avant de fuir? Poser la question, c'est la résoudre. C'est là le moment dangereux pour la contagion; c'est pendant cette course de quelques heures que l'animal se jette sur les animaux de son espèce et sur l'homme, et jamais il n'est muselé. Puis il rentre, et l'on commence à craindre; on le conduit au vétérinaire, et, je le certifie, jamais on n'amène le chien suspect avec une muselière, parce qu'on n'ose lui mettre du moment où l'on le soupçonne. Bienheureux est-on si l'animal n'est pas tenu en laisse, à l'aide d'une corde mince, et si l'on ne le lâche pas en arrivant à la consultation.

Pour moi, la muselière est inutile, et son application, en nécessitant des procédés vexatoires, ne peut être que nuisible à l'application des vraies mesures destinées à diminuer les cas de contagion. Cette année (1872) on a laissé le public promener ses chiens non muselés, et, à ma connaissance, il y a eu moins de cas de rage qu'en 1870, et surtout qu'en 1871. Enfin, on n'exécutait l'ordonnance qu'en été, et vous avez vu que la saison n'influe en rien sur le développement de la maladie; ou la muselière était utile, et il fallait l'appliquer sérieusement pendant toute l'année, il fallait en déterminer le modèle et proscrire tous ceux qui étaient dérisoires, ou elle ne servait de rien, et laisser tomber l'ordonnance en désuétude. C'est ce dernier parti qu'on a pris, et avec raison.

Passons à l'examen d'une mesure nouvelle, qui me paraît utile, et dont on doit exiger l'application : elle consiste à forcer tout propriétaire de chien à mettre au cou de son animal un collier portant le numéro de la déclaration. Le collier reste toujours au cou et n'est pas mis exprès pour sortir. De cette manière on peut arrêter tout chien non déclaré ou vérifier si le signalement réel est en rapport avec la déclaration; en outre, on sait à quelle personne remonte la responsabilité des sinistres causés, ce qui, actuellement, fait défaut dans le plus grand nombre des cas.

Si nous examinons les mesures de police prises contre les animaux atteints de la rage ou soupçonnés atteints de cette affection, nous reconnaîtrons qu'elles sont, le plus souvent, fort mal appliquées.

1° Tout chien enragé doit être abattu. Qu'arrive-il ordinairement? Un chien est signalé, par le premier individu venu, comme enragé, soit parce qu'il a la langue pendante et la queue basse, soit parce qu'il mousse et crie, soit parce qu'il tombe en proie à des contractions musculaires; vite on s'amasse autour de l'animal, on crie. S'il a peur et s'il se sauve, on court après lui, on le cerne dans un coin, et l'agent appelé le tue sans autre forme de procès.

La plupart du temps le chien est un animal errant, affamé et fatigué, ou un jeune chien pris de convulsions, ou un animal épileptique. Une fois tué, on l'apporte au vétérinaire pour faire l'autopsie, et quelles preuves a-t-on? Les lésions sont nulles, et si l'on trouve les muqueuses pharyngiennes ou laryngiennes rouges, si l'estomac renferme des corps étrangers, on aura des présomptions que la justice sommaire du sergent de ville a eu raison. Bien souvent l'on s'abstient de s'adresser à un vétérinaire revêtu d'une fonction officielle ou de conduire le cadavre à Alfort; le premier venu, diplomé ou non, est consulté, et les commissaires de police n'y font guère attention. La nécessité et la voix du peuple sont, dans le cas présent, une excuse, et, après tout, mieux vaut tuer dix chiens innocents (*non nocentes*) que laisser fuir un enragé. Cependant l'on pourrait, dans la majorité des cas, saisir le délinquant et, avant de le tuer, le soumettre à l'examen du vétérinaire diplômé le plus proche; on éviterait ainsi bien des tourments à des malheureux mordus par des chiens non enragés, et qui restent dans le doute faute de certitude sur la nature du mal qui a causé l'abattage de l'animal.

2° Tout chien mordu par un animal de son espèce atteint de rage doit être abattu ou séquestré.

La mesure la plus radicale est la meilleure, et l'abattage des chiens mordus, du moment où la rage a été constatée chez l'auteur de la morsure, doit être ordonné sans aucune exception. L'applique-t-on? Nullement.

Voici comment les choses se passent à Paris. Qu'est-ce donc en province ?

Le propriétaire du chien mordu et dénoncé nie quand il peut ; malgré tout l'on ordonne que l'animal soit séquestré, soit chez le propriétaire, et alors la mesure est illusoire, soit dans un hôpital (Alfort ou autre). Au bout de quinze ou vingt jours on rend le chien sur l'ordre du commissaire de police, très-porté à croire que le directeur de l'hôpital tient à garder l'animal pour des raisons ne tenant, en aucune façon, à l'intérêt public. L'animal devient enragé quelque temps après, et la contagion continue à faire ses ravages.

Voici un premier cas, celui où la morsure et la rage du chien ayant mordu sont indéniables, et c'est le plus rare. Ordinairement on n'a que des soupçons.

Un chien enragé, ou cru tel, a passé dans un quartier ; les voisins dénoncent, comme ayant été mordus, tel et tel animal. On n'a que des doutes ; le chien suspecté n'a pas de morsures apparentes, et son propriétaire proteste. L'autorité hésite et laisse le susdit animal à son maître, ou si elle le fait conduire dans une fourrière, elle le restitue au bout de quelques jours ; mesures illusoires et dangereuses qui inspirent la confiance et sont causes d'accidents graves.

La séquestration n'est pas assez longue. On confie les animaux à des gardiens qui n'ont ni savoir ni autorité suffisante pour résister aux demandes des propriétaires, ou pour éclairer les commissaires sur les dangers de la tolérance.

Ma conviction est bien nette : du jour où le préfet de police voudra appliquer les mesures suivantes, la rage, ou disparaîtra ou diminuera dans des proportions énormes à Paris et dans les environs.

---

## CONCLUSIONS.

1° Imposer le chien le double de la chienne (pour diminuer les chances de développement de la rage spontanée) ;

2° Forcer tout propriétaire de chien à mettre au cou de son animal un collier portant le nom et l'adresse du propriétaire, ainsi que le numéro d'inscription à la mairie. Tout chien non muni de collier sera conduit en fourrière et abattu au bout de quarante-huit heures ;

3° Contraindre tout propriétaire dont le chien est enragé à faire sa déclaration (Arrêt du Conseil, 16 juillet 1784). On n'a qu'à appliquer la loi ;

4° Abattre tout chien reconnu enragé ou ayant été mordu par un chien atteint de la rage, après visite d'un vétérinaire diplômé (*et spécial pour les grandes villes*) ;

5° Séquestrer dans des hôpitaux désignés (soit, pour Paris, Alfort et autres infirmeries) tout chien soupçonné avoir été mordu par un chien inconnu et suspect. La séquestration sera de quatre-vingt dix jours ;

6° Rendre responsable le propriétaire qui aura retiré son chien avant cette période et le vétérinaire qui l'aura rendu.

En dehors des mesures répressives il faut, comme on l'a déjà fait, vulgariser parmi les masses la connaissance des symptômes de la rage canine et des soins à donner aux personnes mordues ; mais, d'après l'expérience que je possède, il faut craindre qu'on arrive difficilement à un bon résultat, surtout lorsqu'il s'agira de rage non furieuse. La preuve en est dans la quantité de chiens enragés qu'on nous amène avec la conviction qu'ils ont une tout autre maladie et sans prendre aucune précaution, fût-ce même de les tenir en laisse. Cependant on a fait des conférences remarquables ; des ouvrages clairs et à la portée du vulgaire ont été publiés ; jusqu'à ce jour l'éducation de la masse n'est pas faite, et, si on veut obtenir de sérieux résultats, il faut appliquer sans relâche des mesures répressives.

Tel est le but du travail que je viens de communiquer à l'Académie.

| Numéros d'ordre. | MOIS | SEXE | AGE | RACE | NATURE | INCUBATION | SPONTANÉITÉ | DURÉE | OBSERVATIONS |
|---|---|---|---|---|---|---|---|---|---|
| | | | | | **1864** | | | | |
| 1 | Février | Chien | 8 ans | Loup | Rage furieuse | » | Spontanée | 3 jours | Excitation continue ; copulation incomplète ; pas de morsure. |
| 2 | Mars | — | 3 ans | Bull-dog | Rage mue | » | » | — | Un testicule ; ne pouvait coïter, le membre restant dans le prépuce mal ouvert. |
| 3 | — | — | 4 ans | Mâtiné | — | 3 mois | Spontanée | 2 jours | Ce chien sortait, a été mordu par un bull-dogue trois mois avant. |
| 4 | — | — | 3 ans | — | Rage furieuse | » | » | — | Aucune preuve de morsure. |
| 5 | Avril | Chienne | 4 ans | Loup | Rage mue | 22 jours | » | 4 jours | A été mordu le 3, la rage se déclare le 25. |
| 6 | Mai | Chien | 3 ans | Terrier | — | » | » | 2 jours | Sans renseignements. |
| 7 | — | — | 2 ans | Loup | — | 15 jours | » | 1 jour | Mordu le 6 mai par un chien appartenant au même maître ; devenu enragé le 21 mai. |
| 8 | — | — | 3 ans | Pointer | — | » | » | 3 jours | Douteux ; pas mordu. |
| 9 | — | Chienne | 5 ans | Braque | — | 1 an | » | 2 jours | A été mordu, il y a un an. Doute. |
| 10 | Août | — | 4 ans | Griffon | Rage furieuse | 40 jours | » | 6 jours | A été mordu par un chien inconnu. |
| 11 | Octobre | Chien | 1 an 1/2 | Braque | — | » | » | 4 jours | A mordu plusieurs personnes ; a dû être mordu malgré ses habitudes ordinaires ; sortait avec son maître. |
| | | | | | **1865** | | | | |
| 1 | Janvier | Chien | 5 ans | Carlin-Loup | Rage furieuse | » | Spontanée | 2 jours | Malade à la suite de désirs non satisfaits ; paroxysme vénérien extrême. Rage évidemment spontanée. |
| 2 | Mars | — | 2 ans | Terrier | Rage mue | » | » | — | N'a pas été mordu ; doute ; méchant. |
| 3 | Avril | — | 8 ans | Terre-Neuve | Rage furieuse | » | » | 3 jours | Amoureux ; privé de chienne et jaloux d'un enfant. |

| | | | | | | | | | |
|---|---|---|---|---|---|---|---|---|---|
| 4 | Mars | Chien | 2 ans | Épagneul | Rage mue | » | » | 6 jours | Propriétaire ayant déjà eu deux chiens atteints de la rage. — Symptômes bien nets. |
| 5 | Juillet | — | 3 ans | Terrier | — | 15 à 20 j. | » | 5 jours | Guérison. ***Seul cas connu.*** |
| 6 | Août | — | 4 ans | — | Rage furieuse | 21 jours | » | 2 jours | A été mordu par un chien; mort dans un terrain abandonné. |
| 7 | — | — | 3 ans | — | — | 32 jours | » | 5 jours | Mordu par le précédent le 2 juillet. |
| 8 | — | — | 5 ans | — | — | 20 jours | » | 2 jours | Mordu; était errant. |
| 9 | — | — | 3 ans | Griffonne | — | 19 jours | » | — | Mordu le 23 juillet; rage le 11 août. |
| 10 | Septembre | Chienne | 4 ans | Loup | Rage mue | 30 jours | » | 3 jours | Mordu; était errant. |
| 11 | Octobre | Chien | 8 ans | — | — | » | » | 6 jours | Doute; n'a pas été mordu. |
| 12 | — | — | 4 ans | Bull-Terrier | Rage furieuse | » | » | 2 jours | Doute; batailleur et libre. |
| 13 | Décembre | — | 2 ans | Loup | — | 21 jours | » | — | A été mordu. |
| | | | | **1866** | | | | | |
| 1 | Janvier | Chien | 10 ans | Braque | Rage furieuse | » | Spontanée | 2 jours | N'a pas été mordu; probabilité. |
| 2 | — | — | 5 ans | Braque (mâti.) | — | 21 jours | » | 3 jours | A été mordu par un chien suspect. |
| 3 | — | — | 4 ans | Loup | Rage mue | » | » | 2 jours | Errant; a disparu vingt jours avant. |
| 4 | Février | Chienne | 12 ans | Terre-Neuve | — | » | » | 5 jours | Libre. |
| 5 | — | Chien | 10 mois | Terrier | Rage furieuse | 30 jours | » | 2 jours | A été mordu. |
| 6 | Avril | — | 3 ans | — | — | » | » | 3 jours | S'est rongé la patte jusqu'à l'os; a mordu une petite fille, morte après 54 jours. |
| 7 | Mai | Chienne | 5 ans | Terrière | — | » | » | » | A été mordue (date ignorée). |
| 8 | Novembre | Chien | 6 ans | Terrier | — | 15 jours | » | 2 jours | Mordu le 2 novembre; a mordu deux personnes. |
| 9 | Décembre | Chienne | 12 ans | Terrière | Rage mue | — | » | 3 jours | A été mordue. |
| | | | | **1867** | | | | | |
| 1 | Janvier | Chien | 5 ans | Terrier | Rage furieuse | » | » | 3 jours | A mordu une enfant. |
| 2 | Février | — | 4 ans | — | Rage mue | 28 jours | » | 4 jours | A été mordu par un chien inconnu. |
| 3 | Mars | — | 3 ans | Terre-Neuve | Rage furieuse | 1 mois | » | 3 jours | A été mordu vers le 15 février par un chien reconnu enragé. |

| Numéros d'ordre. | MOIS | SEXE | AGE | RACE | NATURE | INCUBATION | SPONTANÉITÉ | DURÉE | OBSERVATIONS |
|---|---|---|---|---|---|---|---|---|---|
| | | | | | **1867** (*Suite*). | | | | |
| 4 | Avril | Chien | 5 ans | Griffon | Rage furieuse | » | » | 2 jours | Chien libre. |
| 5 | Juin | — | 3 ans | Terrier | — | » | » | — | N'a pas été mordu ; désirs non satisfaits. |
| 6 | — | Chienne | 8 mois | Terre-Neuve | — | » | » | 3 jours | Libre ; a dû être mordue. |
| 7 | Août | — | 4 ans | Épagneule | Rage mue | » | » | — | Libre. |
| 8 | — | Chien | 1 an | Loup | — | » | » | — | Appartenait au même propriétaire que le précédent ; a dû être mordu en même temps. |
| 9 | — | — | 3 ans | — | — | » | » | 4 jours | Courait sans cesse. |
| 10 | Septembre | — | 4 ans | Bull-Terrier | Rage furieuse | » | » | 3 jours | Libre et batailleur. |
| 11 | — | — | 5 ans | Caniche | Rage mue | » | » | 4 jours | Rien. |
| 12 | — | — | 4 ans | Épagneul | — | » | » | 2 jours | Tenu aux pompes funèbres ; n'a pas été mordu. |
| 13 | — | Chienne | 5 ans | Terrier | Rage furieuse | » | » | 3 jours | Rien. |
| 14 | — | Chien | 3 ans | — | — | » | » | — | Libre. |
| 15 | Octobre | Chienne | 7 ans | Terrière | Rage calme | » | » | 7 jours | Chienne pleine ; prodrome le 1er octobre ; met bas le 2 ; a vécu jusqu'au 7 en allaitant et sans aucun symptômes de fureur ; les petits sont morts. |
| 16 | Novembre | Chien | 3 ans | Terrier | — | » | » | 4 jours | A légèrement mordu le cocher. |
| 17 | Décembre | — | 5 ans | — | Rage furieuse | » | » | — | Libre et batailleur. |
| | | | | | **1868** | | | | |
| 1 | Février | Chien | 3 ans | Braque | Rage furieuse | envir. 3 mois | » | 5 jours | Portant des cicatrices au cou ; avait été vendu sous condition d'être emmené de Paris. |
| 2 | Mars | — | — | Mâtiné | — | » | » | 3 jours | Libre et coureur. |

| | | | | | | | | | |
|---|---|---|---|---|---|---|---|---|---|
| 3 | Mars | Chien | 4 ans | Griffon | Rage mue | » | » | » | Abattu de suite ; a dû être mordu. |
| 4 | — | — | — | Bull-Terrier | Rage furieuse | 1 mois | » | 2 jours | A été mordu certainement. |
| 5 | Avril | — | 6 ans | Braque | — | » | » | 3 jours | Libre et batailleur. |
| 6 | Mai | — | 5 ans | Épagneul | Rage mue | » | Spontanée | — | Séquestré ; n'a pu être mordu. |
| 7 | — | Chienne | 3 ans | Terrière | Rage furieuse | » | » | — | A mordu un enfant. |
| 8 | — | Chien | 6 ans | Loup | Rage mue | » | » | 2 jours | Rien. |
| 9 | Juin | — | 4 ans | — | Rage furieuse | » | » | 4 jours | *Idem.* |
| 10 | — | — | 9 ans | Épagneul | — | » | » | — | *Idem.* |
| 11 | — | — | 7 ans | Levrier | — | » | » | — | A mordu deux chiens, dont un dans la même maison, sur les genoux d'une dame. |
| 12 | Juillet | — | 4 ans | Braque | Rage calme | » | » | 7 jours | Pris au début ; pas mordu. |
| 13 | — | Chien | 5 ans | — | Rage furieuse | » | » | 2 jours | Batailleur ; avait un naturel méchant ; il avait déjà mordu deux enfants et avait été vu 3 mois avant. |
| 14 | Août | — | 9 mois | Terrier | Rage calme | 21 jours | » | 4 jours | Avait été mordu par un chien ; mort le 7 août. |
| 15 | — | — | 2 ans | Lévrier | Rage furieuse | » | » | 6 jours | Chien connu ; était errant ; a mordu des chiens et des personnes. |
| 16 | Septembre | — | — | Terrier | — | » | » | 3 jours | A mordu, le 19 septembre, l'enfant de la maison ; l'enfant est mort du 15 au 16 octobre. |
| 17 | — | — | 3 ans | — | — | » | » | — | Chien libre. |
| 18 | Octobre | Chienne | 6 ans | Terrière | Rage mue | » | » | 2 jours | Chienne errante. |
| 19 | Décembre | Chien | 3 ans | Mâtin | — | » | » | 4 jours | Pas de renseignements. |
| 20 | — | Chienne | 1 an | Terrière | Rage furieuse | 31 jours | » | 3 jours | A été mordue du 25 au 30 novembre ; morte le 2 janvier. |
| | | | | **1869** | | | | | |
| 1 | Janvier | Chien | 5 ans | Loup | Rage mue | 23 jours | » | 3 jours | A été mordu le 25 décembre. |
| 2 | — | — | 2 ans | Danois | Rage furieuse | » | » | 4 jours | Avait été dans une pension de chiens du 15 octobre au 15 décembre. |
| 3 | Février | — | 6 ans | Loup | — | » | » | 3 jours | A mordu un chien et une femme. |
| 4 | — | — | 3 ans | — | Rage calme | » | » | 5 jours | A mordu sa maitresse, morte 40 jours après, chez elle. |

| Numéros d'ordre. | MOIS | SEXE | AGE | RACE | NATURE | INCUBATION | SPONTANÉITÉ | DURÉE | OBSERVATIONS |
|---|---|---|---|---|---|---|---|---|---|
| | | | | | **1869** (*Suite*). | | | | |
| 5 | Février | Chien | 3 ans | Griffon | Rage furieuse | » | » | 4 jours | Course la veille et le jour ; a mordu le chien qui suit sur la liste. |
| 6 | Mars | — | 9 mois | Terrier | Rage mue | 19 jours | » | 2 jours | Mordu par le précédent le 15 février. |
| 7 | — | — | 7 ans | Épagneul | — | » | Spontanée | 3 jours | Chien tenu à la maison; amoureux. |
| 8 | — | — | 2 ans | Terrier | — | » | » | — | Chien errant sans cesse. |
| 9 | Avril | — | 3 ans | Épagneul | R. demi-furieuse | » | » | 4 jours | A mordu des chiens, avenue d'Eylau. |
| 10 | — | — | 4 ans | Terrier | Rage furieuse | » | » | — | A mordu un cocher; revenu de Saint-Ouen chez son maître. — Mort du cocher à l'hospice Dubois. |
| 11 | Juin | — | — | Épagneul | Rage calme | » | » | 3 jours | Rien. |
| 12 | — | — | 3 ans | Braque | Rage furieuse | » | » | 5 jours | Chien libre. |
| 13 | Juillet | Chienne | 5 ans | — | — | 30 jours | » | 4 jours | A été mordue. |
| 14 | Août | — | 3 ans | Épagneule | — | » | » | 3 jours | Rien. |
| 15 | Septembre | Chien | — | Terrier | — | » | » | 2 jours | Chien libre. |
| 16 | — | — | 5 ans | Braque | — | » | » | — | Rien. |
| 17 | — | — | 3 ans | Terrier | — | » | » | 3 jours | *Idem.* |
| 18 | — | — | — | Loup | — | 40 jours | » | 2 jours | A été mordu 40 jours avant par un chien suspect. |
| 19 | — | Chienne | 4 ans | Mâtin | — | » | » | — | Aucun renseignement. |
| 20 | Octobre | Chien | 3 ans | Griffon | — | » | » | 2 jours | Rien. |
| 21 | — | — | 4 ans | Pyrénées | Rage calme | » | » | 5 jours | *Idem.* |
| 22 | — | — | 2 ans | Terre-Neuve | Rage mue | » | » | 2 jours | *Idem.* |
| 23 | Décembre | — | — | Braque | Rage furieuse | » | » | 3 jours | *Idem.* |
| 24 | — | Chienne | 5 ans | Mâtinée | — | » | » | 2 jours | Gardait les halles. |

**1870**

| | | | | | | | | | |
|---|---|---|---|---|---|---|---|---|---|
| 1 | **Janvier** | Chien | 3 ans | Griffon | Rage calme | 30 jours | » | 3 jours | Batailleur. |
| 2 | — | Chienne | 4 ans | Terrier | — | » | » | — | Rien. |
| 3 | **Février** | Chien | 5 ans | Loup | Rage furieuse | » | » | 2 jours | Libre. |
| 4 | — | — | 8 ans | Terrier | Rage mue | » | » | 3 jours | *Idem.* |
| 5 | — | — | 3 ans | — | — | » | » | 2 jours | *Idem.* |
| 6 | — | — | 5 ans | Épagneul | — | » | Spontanée | 3 jours | A couvert une chienne 8 jours avant; la chienne est morte de la rage 2 mois et demi après. |
| 7 | **Mars** | — | 6 ans | Loup | Rage furieuse | » | » | — | Libre et batailleur. |
| 8 | — | Chienne | 4 ans | Braque | Rage mue | » | » | 5 jours | Libre. |
| 9 | **Avril** | — | 3 ans | Terrière | Rage furieuse | » | » | 2 jours | Rien. |
| 10 | — | Chien | 4 ans | Braque | Rage calme | » | » | — | *Idem.* |
| 11 | — | Chienne | 2 ans | — | — | 73 jours | » | 5 jours | A été couverte le 3 février par le chien n° 6. |
| 12 | **Mai** | Chien | 1 an | Terrier | — | 21 jours | » | 4 jours | Un second chien (au même) devenu enragé 10 jours après. |
| 13 | — | Chienne | 2 ans | Terrière | Rage mue | » | » | 3 jours | Aucun renseignement. |
| 14 | **Juin** | — | 15 mois | Terre-Neuve | Rage calme | » | » | — | *Idem.* |
| 15 | — | — | 2 ans | Mâtinée | — | » | » | 3 jours | Était pleine. |
| 16 | — | — | 6 ans | Terrière | Rage furieuse | » | » | 2 jours | A mordu deux hommes et plusieurs chiens. |
| 17 | **Juillet** | Chien | 8 ans | Loup | Rage calme | » | » | — | Libre. |
| 18 | — | — | 3 ans | Terrier | Rage furieuse | » | » | 3 jours | *Idem.* |
| 19 | — | — | — | Loup | — | » | » | 2 jours | Rien. |
| 20 | **Août** | Chienne | 4 ans | Terrière | Rage calme | » | » | — | *Idem.* |
| 21 | — | Chien | 3 ans | — | Rage mue | » | » | — | Libre. |
| 22 | — | Chienne | — | Caniche | — | » | » | — | A été chez Sanfourche. |
| 23 | **Septembre** | — | — | Terrier | Rage furieuse | » | » | — | Libre. |
| 24 | — | Chien | 2 ans | — | Rage calme | » | » | — | Rien. |
| 25 | — | — | 3 ans | — | Rage mue | 30 jours | » | 4 jours | Mordu 1 mois avant par un chien suspect. |

| Numéros d'ordre. | MOIS | SEXE | AGE | RACE | NATURE | INCUBATION | SPONTANÉITÉ | DURÉE | OBSERVATIONS |
|---|---|---|---|---|---|---|---|---|---|
| | | | | | **1870** (*Suite*). | | | | |
| 26 | Septembre | Chien | 2 ans | Épagneul | Rage calme | 35 jours | » | 2 jours | Mordu 30 à 40 jours avant. |
| 27 | Octobre | — | 1 an | Loup | Rage furieuse | » | » | 1 jour | Rien. |
| 28 | — | — | 3 ans | Terrier | — | » | » | 2 jours | A mordu trois jeunes filles, aux mains. |
| 29 | Novembre | — | 3 ans 1/2 | Griffon | — | » | Spontanée | 3 jours | Toujours en érection, ne sortant qu'en laisse; se frottait après les jambes et les jupons des femmes. |
| 30 | — | — | 4 ans | Braque | Rage calme | 45 jours | » | 5 jours | Mordu dans la rue six semaines avant. |
| 31 | Décembre | Chienne | 3 ans | Terrière | — | 30 jours | » | 3 jours | Mordu un mois avant. |
| 32 | — | Chien | 4 ans | Loup | Rage furieuse | » | » | — | Libre. |
| 33 | — | — | 2 ans | Lévrier | — | » | Spontanée | 2 jours | Amoureux; tenu à la maison; pas de morsure. |
| 34 | — | — | 3 ans | Épagneul | Rage mue | » | » | — | Rien. |
| 35 | — | — | — | Loup | Rage furieuse | » | » | — | Libre. |
| 36 | — | Chienne | 5 ans | Terrière | — | » | » | — | A mordu deux personnes. |
| | | | | | **1871** | | | | |
| 1 | Janvier | Chien | 3 ans | Épagneul | Rage mue | » | » | 3 jours | Libre. |
| 2 | — | Chienne | 2 ans | Terrière | Rage furieuse | » | » | — | Batailleur et libre. |
| 3 | — | — | 3 ans | Mâtinée | Rage mue | » | » | 1 jour | Rien. |
| 4 | — | Chien | 2 ans | Lévrier | Rage furieuse | 21 jours | » | 5 jours | Mordu trois semaines avant. |
| 5 | — | — | 3 ans | Terrier | Rage calme | » | » | 2 jours | Libre. |
| 6 | — | — | 2 ans | Épagneul | — | » | » | — | Rien. |
| 7 | — | — | 3 ans | Terrier | Rage furieuse | » | » | 1 jour | Acheté la veille; a mordu une personne. |
| 8 | — | — | 5 ans | Mâtiné | Rage mue | » | » | — | Rien. |
| 9 | — | — | 8 ans | Griffon | — | » | » | 2 jours | *Idem.* |
| 10 | — | — | 3 ans | Terrier | Rage furieuse | » | » | 1 jour | *Idem.* |
| 11 | Février | Chienne | 4 ans | Terrière | Rage mue | » | » | 2 jours | *Idem.* |

| | | | | | | | | | |
|---|---|---|---|---|---|---|---|---|---|
| 12 | Mars | Chien | 2 ans | Terre-Neuve | Rage calme | » | » | 3 jours | *Idem.* |
| 13 | — | — | 15 mois | Caniche | — | » | » | — | *Idem.* |
| 14 | — | — | 3 ans | Terrier | Rage mue | » | » | 6 jours | *Idem.* |
| 15 | Avril | — | — | Pyrénées | Rage calme | » | Spontanée | 4 jours | Toujours enchaîné; a eu près de lui une chienne en chaleur; n'a pas été mordu. |
| 16 | — | — | 4 ans | Caniche | — | » | » | » | Libre. |
| 17 | — | — | 3 ans | Braque | Rage furieuse | 21 jours | » | 3 jours | Mordu trois semaines avant. |
| 18 | Mai | — | 5 ans | Griffon | — | » | » | 2 jours | Rien. |
| 19 | — | — | 4 ans | Mâtiné | Rage calme | 3 jours | » | — | A été mordu un mois avant. |
| 20 | Juin | — | 2 ans | Terrier | — | » | » | — | Rien. |
| 21 | — | — | 3 ans | — | — | » | » | — | *Idem.* |
| 22 | — | — | 5 ans | Griffon | — | » | Probable | 3 jours | Sorti en laisse et renfermé. |
| 23 | — | — | 1 an | Loup | Rage furieuse | » | » | 2 jours | Pas de renseignements. |
| 24 | — | Chienne | 3 ans | Griffonne | Rage calme | » | » | — | *Idem.* |
| 25 | Juillet | Chien | 4 ans | Mâtiné | — | » | » | — | *Idem.* |
| 26 | — | — | 2 ans | Terrier | — | 21 jours | » | — | Mordu par un chien qui a fui la maison. |
| 27 | — | — | 5 ans | Épagneul | — | » | » | — | Pas de renseignements. |
| 28 | — | — | 3 ans | Loup | Rage mue | » | » | 5 jours | *Idem.* |
| 29 | Août | — | 11 mois | Braque | Rage furieuse | » | Probable | 4 jours | Enfermé; a mordu un apprenti. |
| 30 | — | — | 4 ans | Bichon | Rage mue | » | — | 5 jours | N'a pas été mordu; très-ardent. |
| 31 | — | — | 8 mois | Braque | Rage furieuse | » | » | 2 jours | Chien libre. |
| 32 | — | — | 2 ans | Épagneul | Rage calme | 15 jours | » | 3 jours | Mordu quinze jours avant. |
| 33 | — | — | 3 ans | Terrier-Griffon | Rage furieuse | » | » | 2 jours | Le docteur Piogey était le médecin: le chien a mordu un voisin, la mère et deux enfants; un est mort au bout de quinze jours (à la maison Dubois). |
| 34 | — | — | 4 ans | — | Rage mue | » | » | — | Chien libre. |
| 35 | — | — | 5 ans | Loup, blanc | Rage furieuse | 45 à 50 j. | » | — | A été mordu six semaines ou deux mois avant. |
| 36 | — | — | 15 mois | Terrier-Griffon | Rage mue | 27 jours | » | 3 jours | Mordu à la patte le 31 juillet; mort le 29 août. |
| 37 | — | Chienne | 3 ans | Terrière | Rage furieuse | » | » | 2 jours | Errait librement. |
| 38 | Septembre | Chien | — | Épagneul | — | 21 jours | » | 3 jours | Mordu 21 jours avant à la patte pendant un séjour à la campagne. |

| Numéros d'ordre. | MOIS | SEXE | AGE | RACE | NATURE | INCUBATION | SPONTANÉITÉ | DURÉE | OBSERVATIONS |
|---|---|---|---|---|---|---|---|---|---|
| | | | | | **1871** (*Suite*). | | | | |
| 39 | Septembre | Chien | 5 ans | Loup | Rage furieuse | » | » | 3 jours | Libre. Renseignements nuls. |
| 40 | — | — | 7 ans | — | — | » | » | 2 jours | *Idem.* |
| 41 | — | — | 2 ans | — | Rage mue | » | » | — | *Idem.* |
| 42 | — | Chienne | 5 ans | Levrette | Rage furieuse | » | » | 4 jours | A été mordu; a mordu ma chienne, dans mon cabinet, le 7 septembre. |
| 43 | — | Chien | 3 ans | Terrier | — | » | Probable | 5 jours | A mordu deux chiennes: l'une est morte enragée; l'autre a été abattue au début de la rage. |
| [illegible] | — | — | — | — | — | » | » | 4 jours | Pas de renseignements. |
| 45 | — | — | 5 ans | Braque | Rage calme | 24 jours | » | 2 jours | Mordu trois semaines avant. |
| 46 | Octobre | — | 4 ans | Épagneul | Rage furieuse | 28 jours | » | 6 jours | Mordu vingt-huit jours avant. |
| 47 | — | — | 5 ans | Bull-Terrier | — | » | » | 3 jours | Libre. Sans renseignements. |
| 48 | — | Chienne | 2 ans | Terrière | Rage calme | 21 jours | » | 4 jours | Mordu le 20 septembre par le chien nº 43; avait mis bas quatre jours avant le premier symptôme; le petit est mort et voulait mordre. |
| 49 | — | Chien | 5 ans | Griffon | Rage furieuse | — | » | 2 jours | Mordu trois semaines avant. |
| 50 | — | — | 7 ans | Loup | — | » | » | — | Libre. Sans renseignements. |
| 51 | Novembre | Chienne | 3 ans | Terrier | Rage mue | » | » | — | Libre. *Idem.* |
| 52 | — | Chien | 2 ans | Terre-Neuve | — | » | » | 3 jours | A été mordu. |
| 53 | — | — | 8 ans | Braque | Rage furieuse | » | » | 2 jours | *Idem.* |
| 54 | — | Chienne | 5 ans | Loup | Rage calme | » | » | — | Venait d'être couverte. |
| 55 | Décembre | Chien | 4 ans | Braque | Rage furieuse | » | » | 5 jours | Libre. |
| 56 | — | — | 3 ans | Bull-Terrier | — | » | » | 2 jours | Errant. Sans renseignements. |
| 57 | — | — | 5 ans | Levrier | — | » | Probable | 1 jour | Était enfermé; pas mordu. |
| 58 | — | — | 7 ans | Épagneul | Rage calme | » | » | 2 jours | Pas de renseignements. |

www.ingramcontent.com/pod-product-compliance
Ingram Content Group UK Ltd.
Pitfield, Milton Keynes, MK11 3LW, UK
UKHW021031180726
13838UKWH00004B/1726